眼视光医学科普精选

主审　庞辰久
主编　王树林

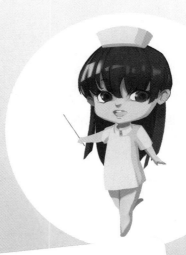

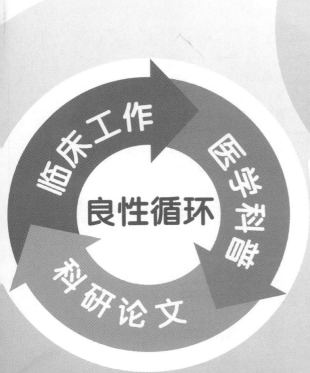

临床工作
医学科普
良性循环
科研论文

U0339238

郑州大学出版社

图书在版编目（CIP）数据

眼视光医学科普精选／王树林主编. — 郑州：郑州大学出版社，
2022.12
ISBN 978-7-5645-9338-4

Ⅰ．①眼… Ⅱ．①王… Ⅲ．①眼科学 – 屈光学 Ⅳ．①R778

中国版本图书馆 CIP 数据核字（2022）第 251157 号

眼视光医学科普精选
YANSHIGUANG YIXUE KEPU JINGXUAN

策划编辑	张　霞		封面设计	苏永生
责任编辑	张　霞　张馨文		版式设计	凌　青
责任校对	张　楠		责任监制	李瑞卿

出版发行	郑州大学出版社	地　　址	郑州市大学路 40 号（450052）
出版人	孙保营	网　　址	http://www.zzup.cn
经　销	全国新华书店	发行电话	0371-66966070
印　刷	河南大美印刷有限公司		
开　本	710 mm×1 010 mm　1／16		
印　张	10.25	字　　数	136 千字
版　次	2022 年 12 月第 1 版	印　　次	2022 年 12 月第 1 次印刷

| 书　号 | ISBN 978-7-5645-9338-4 | 定　价 | 58.00 元 |

主编简介

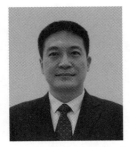

　　王树林,医学博士,河南省人民医院眼科(河南省立眼科医院)主任医师,高级验光师,郑州市学术技术带头人,河南省眼视光行业技师考评委委员,河南省预防医学会眼科委员,美国Wills眼科医院国际学者。主持国家自然科学基金项目:眼散光的矢量分析法。已发表眼科学术论文40余篇。擅长近视、远视、散光和老视的屈光手术矫治,青少年儿童的近视防控和弱视治疗,高度近视、复杂屈光不正、角膜病和眼底病的诊断和治疗。

编委名单

序

"围绕群众的教育、健康、安全等需求，深入开展科普工作，提升基层科普服务能力。依托城乡社区综合服务设施，积极动员学校、医院、科研院所、企业、社会组织等，广泛开展以科技志愿服务为重要手段的基层科普活动。"中共中央办公厅、国务院办公厅印发《关于新时代进一步加强科学技术普及工作的意见》要求强化全社会科普责任、加强科普能力建设。宣传科普疾病预防知识，提升自我健康管理意识，提高健康素养，引导民众树立"每个人是自己健康第一责任人"的理念，对于建设健康中国，实现人民群众对美好生活的向往，具有重要而独特的作用。

现代眼科学和视光学已融合发展为眼视光学，随着眼视光学的飞速发展和社会对眼视光人才的大量需求，我国部分高等院校先后设立了眼科、视光、眼视光和眼视光医学等相关专业，逐渐形成和完善了眼视光学的教学、临床和科研体系。在科普方面，由于眼视光属于"大门诊、小病房"的医学专业，而且眼保健、医学验光配镜、屈光手术和常见眼病患者在门诊量中占比最大，因此对这部分患者进行医学科普教育更具重要意义。

本书的作者均为经验丰富、勤于思考和善于总结的医务工作者，在繁忙的日常工作中，归纳总结了与就诊人群相关的各种问题或疑问。根据临床经验并参阅了大量的医学文献和研究结果后，在兼顾科学性、实用性和趣味性的同时，以独特的观点、创新性的

1

词汇、读者看得懂的概念,用生动形象的文字和比喻解释了复杂难懂的医学知识和方法。在过去的 5 年中,以文章或视频等科普形式陆续发表在网站、微信公众号、报刊、电台、电视等多种媒体上。

　　本书中的部分文章在电子媒体上发表时有较高的阅读量,如今精选和再次编写后的文章在全面性和逻辑性上是单篇电子版文章所不能比拟的。相对于电子书来说,纸质图书会更加直观、更具有收藏价值。一本书放在那里,随手拿起来就能读,迅速就能找到所需阅读的章节。在读书做标记时纸质图书更方便,所有重点和要点在回看时也一目了然。当正在读或已读完的纸质图书摆在面前时,那种比电子书更强烈的成就感和满足感,会给读书带来更多的乐趣和动力。

　　《眼视光医学科普精选》集易读性、趣味性、严谨性、实用性、逻辑性和全面性为一体,是一本难得的、有独特观点的医学科普读物,强烈推荐给关心眼健康和从事眼视光专业的读者仔细阅读。

庞辰久

2022 年 11 月于郑州

前言

"不求日日更新,但求篇篇经典"是我们做新媒体医学科普的总原则。在过去的 5 年中,我们按诊疗逻辑在各种媒体上发表了一系列有独特观点的医学科普文章,基本涵盖了患者和家属最迷惑或需要医生反复解释的问题,同一类疾病的医学知识、诊疗思路和诊疗经验的总结。

通常认为,医学科普的目的是提高大众的医学素养,最终实现医患双方利益的最大化。在实践中我们发现,医学科普可有效提高患者防病意识,使患者和家属更熟悉诊疗流程,并对疾病的预后有更客观和合理的预期。而且,原创医学科普的过程对医务人员也是极有好处的,可使医务人员系统地解决工作中的问题,从而使诊疗更安全、更高效。因此,原创的医学科普不仅可以提高大众医学素养,还可以总结临床经验并提高诊疗效果,更可以整理思路进行科学研究,从而可形成医学科普、临床工作和科学研究之间的良性循环,以这种更好的方式最终实现医患双方利益的最大化,这恰恰也是我们进行原创医学科普的不竭动力和源泉。

我国的现代眼科学主要由传统眼科学和现代视光学组成,经过多年的发展已完善成为眼视光学。眼视光学门诊量中占比最大的诊疗和咨询项目主要包括眼保健和斜弱视诊疗,医学验光与配镜,矫治近视、远视、散光和老视的屈光手术,眼睑、结膜和角膜等眼表疾病的诊疗。眼视光门诊的就诊人群具有以下特点,以年轻人为主（他们易于接受新事物），发病率高、门诊量大且需定期复查，虽然病情较复杂但大多并不太严重，因此，这些特点使得该人群更适合、更需要和更易于接受医学科普。

　　本书的内容均由患者最感兴趣、特别关心和经常咨询的问题凝练所得，作者根据多年临床经验并参考大量医学文献后，对相关问题或疑惑进行了详细系统的解答，所形成的100余篇原创医学科普文章以多种形式已在诸多媒体上发表，并因内容的易读性、实用性、趣味性和严谨性收获了可观的阅读量和转载率。虽然新媒体或数字化媒体使阅读变得更加便捷，但其碎片化的阅读体验却严重削弱了读者对相关科学知识的整体理解。加之网络上某些所谓医学科普文章内容的不严谨有误导大众的可能，因此需要更多正式出版的科普读物来正确引导大众。

　　鉴于以上原因，在我们已发表的新媒体医学科普中，精选了其中阅读量较高的50篇原创文章，并将内容再次更新和"打磨"后编写成本书，经出版社严格审校后正式出版发行，旨在为医学科普尽一份绵薄之力。虽然本书内容源自医务人员多年的临床经验并参考了大量的医学文献，但也可能会存在疏漏和不足之处，恳请广大读者和专家批评指正，以便在今后予以修正和完善。

王树林

2022 年 11 月

目录

第一章　视光门诊医学科普

人类感知世界主要是通过视觉、触觉、听觉、嗅觉、味觉,其中超过80%的信息都来自视觉。因此,眼睛是人体最重要的感知器官。随着国内眼科与视觉医疗保障体系的发展,眼视光门诊发挥了越来越重要的作用。据统计,全球70多亿人口中超过半数人口存在眼和视觉疾患或视功能障碍,其中器质性眼病(如白内障、青光眼、眼底疾病等)占5%,主要在眼科门诊就诊,需要通过药物、手术来治疗;而功能性眼病占比95%,包括屈光不正(近视、远视、散光)、老视、斜视、弱视、功能性视觉障碍等,这些问题可以在视光门诊就诊,通过视觉矫正、屈光手术、视觉康复来处理。简单来说,眼科门诊主要解决眼病,视光门诊主要解决视功能问题;眼科主要帮助人眼看得见,视光主要帮助人眼看得清晰、舒适和持久。

我们在多年眼视光门诊临床工作中发现,大多数患者、孩子或其家长对视光学方面的科学知识了解不多或存在诸多误区。为此,我们整理了门诊中患者和家属最感兴趣、特别关心和经常咨询的视光问题,根据多年临床经验并参考大量医学文献后,对相关问题或疑惑在本章节中予以详细、系统地解答。

第一节　怎样才能呵护好孩子的眼睛?

每年的6月6日是"全国爱眼日",最近几年的主题都与保护孩子的眼睛有关。2019 年"全国爱眼日"的主题是:共同呵护好孩子的眼健康,让他们拥有一个光明的未来。那么,怎样才能有效呵护好孩子的眼睛呢?

一、尽早发现眼部问题

1. 正常儿童　一般情况下,由于新生儿无法配合视力检查,因此足月新生儿常规体检项目中没有裸眼视力检查等眼部体检项目,而且不到 3 周岁的儿童也较难配合精细的眼科检查。年龄达到 3 周岁后,大多数儿童就可以配合客观的电脑验光检查了。到了 4 周岁,大多数的儿童就会看视力表了,也就是可以配合主观裸眼的视力检查了。

因此,最晚到 4 周岁,需到医院的眼科或比较靠谱的眼镜店进行电脑验光或视力检查,如果发现问题应尽早处理。此外,有些眼病有可能会遗传,例如,1200 度以上的超高度近视眼、视网膜色素变性、青光眼等。如果直系亲属中患有以上可能会遗传的眼病,须尽早到医院的眼科进行相关检查。

2. 早产儿和低体重儿　根据《中国早产儿视网膜病变筛查指南(2014 年)》,对出生时孕周小于 32 周(也就小于 8 个月)的早产儿和/或体重小于 2 kg 的低体重儿,应尽早进行眼底病变筛查。对有严重疾病或较长时间吸氧的新生儿,孕周和体重的范围可适当扩大。

3. 斜视　严重的斜视比较容易发现,但轻度的斜视不太容易发现。轻度的内斜视可表现为常说的"斗鸡眼",轻度的外斜视可表现为"双目无神"或偶尔有一只眼睛会向外"飘"出去,某些特殊类型的斜视可表现为"歪头"等。

二、规范治疗弱视

弱视(尤其单眼弱视)的尽早发现和规范治疗很重要。详细内容请参阅本书中题目为"弱视(尤其单眼弱视)是危害儿童视力发育的'讨厌鬼'"的章节。

三、科学防控近视

应记住18个字"出去遛,少看近,定期查,配眼镜,阿托品,塑形镜"。详细内容请参阅本书中题目为"科学防控近视要记住18个字"的章节。

学生视力不良率

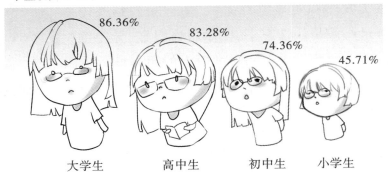

大学生	高中生	初中生	小学生
86.36%	83.28%	74.36%	45.71%

四、预防眼外伤

有研究表明,室内是儿童眼外伤发生频率最高的地点,因此对家里"有尖儿"或"有棱"的地方进行防护和改造是有必要的,并且要收好家中的"化工类产品"。在幼儿园或学校,要及时制止儿童使用激光笔和带子弹的玩具枪,以及某些"危险动作",例如拿着尖锐物体"跑来跑去""挥来挥去""扔来扔去"等。此外,应尽量远离烟花爆竹,这个怎么强调都不过分。

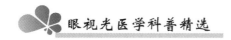

五、感染性结膜炎和睑腺炎

在不注意眼部卫生和发热感冒时,儿童容易患感染性结膜炎和睑腺炎。感染性结膜炎主要包括细菌性结膜炎和病毒性结膜炎,患病时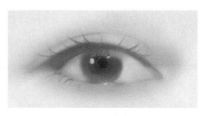眼红、流泪和眼分泌物增多等症状比较明显,应及时到医院治疗。关于睑腺炎的预防和治疗,详细内容请参阅本书中题目为"快速搞定'麦粒肿',别再等它自己'熟'啦"的章节。

六、过敏性结膜炎

在无发热和明显感冒症状,并排除被别人传染感染性结膜炎的情况下,儿童眼痒眼红、异物感和黏液性分泌物增多,应首先考虑过敏性结膜炎,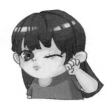详细内容请参阅本书中题目为"你的眼睛过敏了吗?"的章节。

七、睑内翻、倒睫、泪道阻塞和睑板腺囊肿

这几种儿童常见眼病都与个体差异和生长发育有关,病情较轻者可不需治疗,较严重的话应及时手术治疗。

总之,家长、教育机构和社会各界应"共同呵护好孩子的眼健康,让他们拥有一个光明的未来"。更多原创的眼保健科普请参阅本书中题目为"揭秘'假性'近视的假象""手机给眼睛带来的危害和解决方案""眼镜到底该不该戴?什么情况下可以不戴眼镜呢?"等章节的内容。

第二节　揭秘"假性"近视的假象

经常有人会问:"医生,我(或者是我家孩子)的近视是假性的吗? 能恢复正常吗?"

虽然大家都希望自己的近视是假性的,但一般情况下,绝大多数人的近视都是真性的;或者说,正规的医疗和验光机构可以将近视中的"假性"成分排除掉。

实际上,医学上是没有"假性"近 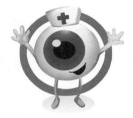 视这个概念的。"假性"近视应称为近视的假象,通常与眼睛的调节能力有关,正规的医疗或验光机构会尽量把近视的假象排除掉。近视的假象主要有两种情况:一是验光时近视的度数发生的变化;二是视力的检查结果发生的变化。本文就针对近视的假象来对"假性"近视进行揭秘。

一、验光时近视的度数发生的变化

人的眼睛很像一架精密的照相机,可在一定范围内进行光圈和焦点的调节,以尽量看清楚远处和近处的景物。眼球内部的瞳孔、晶状体和睫状肌具有"调节光圈和焦点"的能力,简称具有调节力。人越是年轻,眼球内瞳孔、晶状体和睫状肌的弹性就越好,调节力越强。在没有屈光不正(近视、远视、散光)或屈光不正已被矫正的情况下,调节力强的优点是,通过睫状肌的收缩和放松,通过有弹性的晶状体调焦可使得看远和看近都比较清楚;但调节力强也有缺点,就是在长时间看近后,收缩的睫状肌有可能不能完全放松,这在医学上称为调节痉挛。

相对于成年人来说,儿童和青少年的调节力更强,更容易发生调节痉挛，加上有些儿童在验光时配合欠佳或不熟悉验光的过程，就会使电脑验光和主觉验光的结果产生一定的"假象"。正规的医疗或验光机构，在验光的过程中会努力把这些"假象"排除掉，从而尽可能地验出"真实"的近视度数。如果客观地不能完全排除这些"假象"，就会造成验光结果的不完全"真实"或者在不同的验光机构之间出现有差异的情况。如果某些居心叵测的人或机构想主观地利用这些"假象"，就可以在一定范围内"人为地操控"近视眼的验光结果。

二、视力的检查结果发生的变化

裸眼视力和戴镜视力的检查结果会受到诸多因素的影响。在两次不同的时间进行视力检查时，需要在相似的眼部和精神状态下，在相同的光照环境和距离的前提下，在不眯眼、不皱眉头、不歪头和不往前凑的情况下，用单眼（不是双眼）看不熟悉的内容，且能明确辨认出具有相同对比度、亮度和大小的物体、文字或标准对数视力表（下图），这样的视力检查结果才具有可比性。因此，如果由于客观原因造成上述条件的改变，两次不同时间的视力检查结果的可比性就会下降，从而出现视力有变化的"假象"。

总之，"假性"近视或者近视的假象问题还是比较复杂的，眼科医生和验光师应意识到这些假象，并尽量把这些假象排除掉，从而查出"真实"的近视度数和视力结果。近视的人或近视孩子的家长也要"擦亮眼睛"并面对现实，建议到正规的医疗或验光机构进行验光和视力检查。此外，除了调节力的因素外，验光结果发生变化的原因还与角膜的非球面特性，角膜后表面屈光力对前表面的补偿作用，瞳孔大小和不同年龄对屈光状态的影响有关。因此，不只是近视有假象，远视也有假象，详细内容请参阅本书中题目为"揭秘神奇的'假性'远视"的章节。

标准对数视力表

小数记录(V)　　　　　　　　　　　　　五分记录(L)

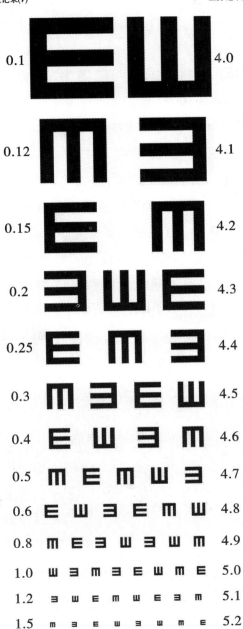

0.1	4.0
0.12	4.1
0.15	4.2
0.2	4.3
0.25	4.4
0.3	4.5
0.4	4.6
0.5	4.7
0.6	4.8
0.8	4.9
1.0	5.0
1.2	5.1
1.5	5.2
2.0	5.3

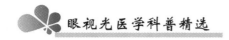

第三节 "学校附近的店"和"正规医院"

在眼视光门诊,经常有家长问:"医生,孩子学校附近有家店,承诺能降低度数、提高视力,靠谱吗?"

医生一般会这样回答:"那种店不靠谱,应该只能暂时降低近视的验光度数,粗略地提高裸眼视力。"

需要说明的是,在国外,很多国家的眼科学和视光学是两个相对独立的学科,从业人员分别称为眼科医师和视光师。在国内,有以眼病为主的眼科医生,有以视光(验光、配镜、视觉训练)为主的视光师或验光师,更有兼顾眼病和视光的眼视光医生。

一般情况下,在诊室看病的大多数是以眼病为主的眼科医生,如果患者有比较复杂的眼视光问题,有些眼科医生就有可能解释得不够清楚了。"降低近视度数和提高裸眼视力"就属于比较复杂的眼视光问题。

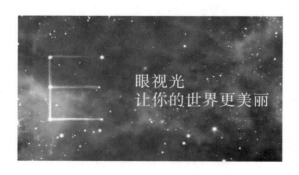

经过仔细调查和研究,现将"学校附近的店"和"正规医院"降低近视度数和提高裸眼视力的方法及其优缺点总结和分析如下(表1–1),请仔细查阅。

表1-1　"学校附近的店"和"正规医院"降低近视度数和

提高裸眼视力的方法及其优缺点

方法	学校附近的店	正规医院
降低近视度数	采用按摩和压迫眼球等方法，粗略地暂时改变眼睛的屈光力	采用角膜塑形镜或屈光手术等方法，精准地改变眼睛的屈光力
提高裸眼视力	通过暂时降低度数、闭眼休息和各种光学刺激等，并增加周围光线亮度和采用较熟悉的视标来检查暂时提高的裸眼视力	通过戴角膜塑形镜或屈光手术降低度数，并采用标准化的周围光线亮度和随机出现的视标来客观地检查裸眼视力的提高情况
优点	方便（路程和时间）、服务热情、不用排队、可以优惠、无效退款	科学、客观、精准、较规范，正规医院倒闭的可能性非常小
缺点	长期无效、极易耽误最佳矫治时机、有倒闭或"跑路"的可能	可能不方便（路程和时间），服务可能不热情，排队时间可能较长

第四节　怎样让孩子成为真正的"学霸"？

"学霸"是一个网络词汇，指擅长学习，考试分数很高的学生。大多数家长都期望自己的孩子能成为"学霸"，尤其是刚上小学一年级的新生，一切皆有可能。

小学语文老师说："良好的阅读能力很重要，而且肯定会变得越来越重要。有良好阅读能力孩子的学习成绩肯定不会差，而良好的阅读能力需要从培养良好的阅读习惯开始"。因此,良好的阅读习惯肯定是"学霸"的必备技能。

怎样才能养成良好的阅读习惯呢?以下几点由小学语文老师原创总结。

第一,要和孩子一起读书。亲子阅读不仅能够增进父母与孩子们的情感,而且能够陶冶情操,激发想象,学习知识,提升文化修养。

第二,要多去书店和图书馆。藏书最多的地方非书店和图书馆莫属了,经常去这些地方的孩子,自然而然会受书籍的熏陶,他们可以自由选择自己喜欢的书,并与之交朋友。

第三,读书给孩子听。对于成长中的孩子,学会倾听很重要,经常给孩子读书,既可以锻炼孩子听的能力,又让他们在潜移默化中丰厚自己的积淀。

第四,寓教于乐的读书评价。有的家长很困惑于孩子读了很多书却没有效果,那么肯定是没有与孩子一起对读书的效果进行评价,其实评价读书很简单,可以与孩子一起画某个章节的思维导图,可以开一个家庭读书交流会,也可以和孩子一起做读书小报等。

总之,培养良好阅读习惯的方法很多,目的只有一个,让孩子爱读书,多读书,读好书。

作为眼科医生,需要强调的是,有时虽然老师、家长和学生都很努力,但有些学生却很难养成良好的阅读习惯,或者阅读起来很吃力,学习成绩自然不是太好,也很少为能成为"学霸"。这些孩子可能会被认为比较"笨",或者虽然很聪明但不是学

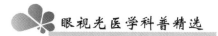

敲黑板
划重点

一乐乐医生

习的"那块料"。真的是这样吗？实际上，很多老师和家长可能都没有认识到，有些孩子有可能存在阅读障碍。

阅读障碍是指，由于某些复杂的遗传和环境因素的影响，部分儿童虽然拥有正常智力、情感和相应的教育及社会文化机会，但在阅读方面却出现了特殊的学习困难状态。阅读障碍是学习困难最为常见的原因，所有诊断为学习困难的人群中，80％表现出不同程度的阅读困难。

有研究表明，阅读障碍可有遗传倾向。小学生中阅读障碍的发生率约为10％，男生的阅读障碍发生率高于女生。儿童一旦出现阅读障碍，其行为、认知、情感和社会适应等方面都会受到影响，严重阻碍儿童知识的获得和能力的提高。

儿童阅读障碍调查的相关量表包括《家庭情况调查表》《儿童学习障碍筛查量表》《儿童汉语阅读障碍量表》《韦氏儿童智力量表》。阅读障碍相关的非医学问题由语文老师和家长来解决。阅读需要用眼来看，肯定与眼部的情况有关。接下来，让我们从眼科学和视光学的角度来分析和解决阅读障碍的相关问题。

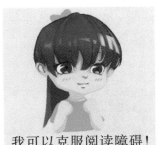
我可以克服阅读障碍！

阅读障碍的主要症状有：视物模糊，复视，眼部不适，头痛，全身性的疲劳，阅读时犯困，漏掉个单词，转移次序或字母顺序，频繁丢失注视位置，漏掉文章的整行或重复阅读相同行，使用手指来保持阅读位置。

阅读障碍的临床体征有：眯眼，皱眉，过度眨眼，揉眼，遮住一只眼，歪头，阅读时候距离过近，避免阅读。

视觉功能对阅读的影响很重要，完整的视觉功能评估包括：①排除眼科疾病（如倒睫等）和全身病。②屈光状态，屈光不正对阅读的影响力依次为：远视>正视>近视和屈光参差。③调节功能。

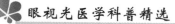

④集合功能。⑤眼球运动功能,注视、追随、扫视。⑥视觉信息处理,视觉空间、视觉分析、视动整合。

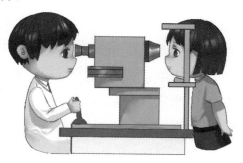

从医学方面诊断为阅读障碍需要:①了解孩子在学校的学习表现,有无阅读障碍。②进行视觉功能评估。③视觉系统异常是否影响阅读从而引起阅读障碍。

阅读障碍的处理需要从教育、心理和视觉等方面来综合处理,其中视觉方面的处理包括:屈光不正(近视、远视、散光)的矫正,调节、集合、眼球运动和视觉信息处理功能的训练。

如果解决了阅读障碍问题并养成了良好的阅读习惯,在此基础上,"学霸"一般还有以下特点:①热爱学习,自觉学习,有自学能力。②严格的自我控制力,超强的专注力。③有好的学习习惯,学习效率高。④能举一反三,学以致用。⑤喜欢发问,勤于思考。⑥做事严谨,不敷衍。

如果已经成为"学霸",还需要注意身心健康,尤其要注意眼部的健康。现代社会,因为过度地用眼,想要不近视是件很难的事,然而高度近视(度数超过600度)可发生眼底(视网膜和脉络膜)的萎缩和病变。发生眼底病变的高度近视称为病理性近视,已逐渐成为国内不可逆致盲的首要病因,须尽量避免因用眼过度而导致的近视发展过快或发展成为高度近视。

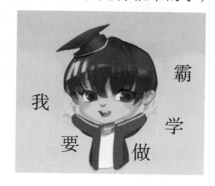

近几年,我国学生近视呈现高发、低龄化趋势,严重影响孩子

们的身心健康,这是一个关系国家和民族未来的大问题,必须高度重视,不能任其发展。近几年"全国爱眼日"的主题均与近视有关,2018年全国爱眼日的主题是"科学防控近视,关爱孩子眼健康"。科学防控近视的方法可总结为18个字"出去遛,少看近,定期查,配眼镜,阿托品,塑形镜"。详细内容请参阅本书中题目为"科学防控近视要记住18个字"的章节。

总之,既学习好又身心健康,才是真正的"学霸";社会各界共同努力,才能培养出更多真正的"学霸"。全社会都要行动起来,共同呵护好孩子们的眼睛,让孩子们拥有一个光明的未来。

第五节 揭秘神奇的"假性"远视

视光门诊会出现以下场景和对话。

"医生,我家孩子的远视是不是玩手机引起的? 戴上眼镜后是不是就不能玩手机了?"在门诊有家长经常这样问。

"不是。你家孩子的远视是天生的,因为现在有弱视还没治好,所以戴上眼镜后可以玩手机。"医生一般会这样回答。

旁边,有个"近视"的小孩子投来十分羡慕的目光,惊讶地问:"那我戴上眼镜以后,是不是也可以玩手机呀?"

医生会这样回答:"不是的。远视和近视的小孩子不一样。近视和低度远视的小孩子,如果为了控制近视度数或预防近视过早发生,应尽量少用眼、少看近,也就是说应该尽量少看手机。而中度或高度远视的小孩子,如果远视已经引起了弱视,在戴上最合适度数的眼镜后,应该多用眼、多看近,也就是说手机可以随便看、随便玩,这样可有助于治疗弱视。"

远视按度数分类可分为低度远视(小于等于300度)、中度远视

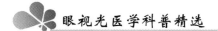

（325度到500度）和高度远视（大于500度）。低度和中度远视对视觉的正常发育影响不大，而高度远视则容易引起弱视和调节性内斜视等疾病，从而严重影响儿童的视觉发育。然而，如果不结合调节力的情况，这种远视度数的分类方法所提供的临床意义不大，换句话说，可能会有"假性"远视的成分存在。

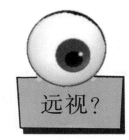

远视？

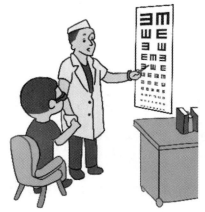

在本书中题目为"揭秘'假性'近视的假象"的章节，已经讲解了"调节力"的概念。调节力的状态对远视的影响很大，根据调节力的状态可将远视分为隐性远视、显性远视、全远视、绝对性远视和随意性远视。"假性"远视的成分主要是指隐性远视和随意性远视。

如果没有排除"假性近视"，本来应该是低度近视，而验光的结果可能会是中、高度近视。然而，神奇的是，与"假性近视"相反，如果没有暴露出"假性远视"，本来应该是高度远视，而验光的结果可能会是中、低度远视。

隐性远视可通过睫状肌麻痹剂的使用而暴露出来，也就是通常所说的散瞳，详细内容请参阅本书中题目为"将所有散瞳和散瞳药选择的问题一网打尽"的章节。随意性远视可通过在达到最佳矫正视力时的最大正镜度数（显性远视）和最小正镜度数（绝对性远视）之间的差值而暴露出来。

如果患有弱视和调节性内斜视，"假性"远视的成分一定要暴露出来，从而可得到全远视的度数。根据全远视的度数才能确定最合适的配镜处方。在验配了最合适度数的远视眼镜后，达到正常视力的小孩子就可以排除弱视了。如果在验配了最合适度数的远视眼镜后，还没有达到正常视力，基本就可以确诊为弱视了。有远视和弱视的小孩子，在佩戴最合适度数的远视眼镜后，手机可以随便看、随便玩，直到弱视治愈为止。

总之，"假性"远视的问题既复杂又神奇，眼科医生和验光师应尽量把"假性"远视暴露出来，查出最"真实"的远视度数和最佳的矫正视力。有远视的人或远视孩子的家长也要擦亮眼睛。建议到正规的医疗或验光机构进行验光和视力检查，这样才能对弱视和调节性内斜视进行规范地治疗，并不被"忽悠"和不交"智商税"。

第六节　弱视（尤其单眼弱视）是危害儿童视力发育的"讨厌鬼"

弱视可简单理解为，无眼部器质性病变的情况下，即使戴最合适度数的眼镜，视力也达不到 0.8 以上（标准对数视力表 5 分记录法的 4.9 以上）。引起弱视的原因有屈光不正、斜视和形觉剥夺。本文主要讲最常见的屈光不正性弱视（包括屈光参差性弱视）。

根据不同年龄，弱视诊断的标准还不完全一样，能否确诊为弱视需由医生根据具体情况来判断。一般情况下，年龄在 3～5 岁儿童视力的正常值下限为 0.5（对数视力 4.7），6 岁及以上儿童视力要达到 0.8（对数视力 4.9）。

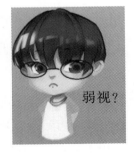

弱视？

在门诊，遇到初诊为弱视的儿童家长，医生一般会这样解释："人生下来之后，在 12 岁之前，眼睛都是没有完全发育好的。在这个过程中，如果出现看远和看近都看不清的话会影响视力的发育,就可能会引起弱视。如果没有斜视和先天性白内障,看远和看近都看不清的主要原因是较高度数的远视、近视和散光。如果上小学之前发现有弱视,按照医生的要求做,戴合适的眼镜,必要时做弱视训练,定期每半年到医院复查,大多数弱视都能治好。"

然而,如果遇到单眼弱视的儿童,无论是初诊还是复诊,医生就会特别向家长反复强调:"单眼弱视很讨厌,你们必须严格按照医生的要求来做,不然耽误了弱视的治疗,将来会后悔一辈子的。"

一、为什么说单眼弱视是危害儿童视力发育的"讨厌鬼"呢?

讨厌 1 常发现较晚。尤其是屈光参差导致的单眼弱视,双眼外观无异常。因为不弱视那只眼睛(健康眼)的视力一般是正常的,使用双眼一起看的时候大多不会感觉看不清楚。很多单眼弱视在发现时,年龄已经超过 12 岁了,医生基本也无能为力,很是惋惜。

讨厌 2 治疗过程较烦琐且时间长。单眼弱视的治疗方案"因人而异",这个"因人而异"有两层含义:一是指每位医生的治疗风格不同,制定的具体治疗方案可能不太一样(通常应该都没错);二是每个单眼弱视的情况都不一样,需要根据不同的情况采取个性化治疗。单眼弱视的治疗一般需要遮盖相对健康的眼,很多小孩子遮盖健康眼后,弱视眼看不清,容易用健康眼偷看,尤其在上学以后,治疗效果会大打折扣。

讨厌 3 家长不够重视。有些单眼弱视虽然发现较及时,医生也交代了该怎么治,但有些孩子不配合治疗,加之上学时遮盖健眼会被嘲笑为"独眼龙",家长拗不过孩子,觉得单眼弱视也不影响正常生活,也就无所谓了,从而耽误了最佳治疗时机。

二、单眼弱视有什么危害?

危害 1 参军、招警、公务员、空乘和大学某些专业体检不过关。一般情况下,体检标准要求到达对数视力 4.8(小数视力0.6),左眼的最低视力要求到达对数视力 4.5(小数视力0.3)。

危害 2 立体视不佳。看 3D 立体电影看不出立体效果或者看着很费劲,导致眼部不适。单眼弱视立体视不佳时,对车距的判断容易出现错误,开车时容易引发交通事故。

危害 3 弱视与斜视恶性循环。单眼弱视可引起斜视,斜视也可引起单眼弱视,治疗起来更复杂和麻烦。

三、怎样撵走单眼弱视这个"讨厌鬼"呢?

方法 1 早发现。一般情况下,4 岁的小孩子就会查视力了,需到正规医院检查,如果有弱视,大多数在上小学之前能治好。

方法 2 打一个电脑验光单。随便找家眼镜店,一般都有自动电脑验光仪,3 岁的小孩子应该都能配合电脑验光。查个电脑验光,打出一张电脑验光单(一般都是免费的)。眼镜店里有验光师的话,可咨询有没有弱视的风险。如果弱视的风险比较大,一般会建议到医院看。如果觉得眼镜店不靠谱或者好像是在忽悠,拿着电脑验光单到医院挂号咨询,医生会很乐意回答你的问题。

方法 3 建议幼儿园和社区卫生服务站在婴幼儿体检时,增加视力和电脑验光检查。一旦发现异常,应尽快到医院进一步

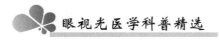

检查。

方法4 不要怕麻烦。弱视尤其是单眼弱视的治疗和随访很麻烦,家属不能怕麻烦,必须严格按照医生的要求来治疗和随访。

总之,弱视尤其是单眼弱视须早发现早治疗。单眼弱视的治疗方案"因人而异",如果治疗效果不佳,建议尽快到大医院的眼科或眼科医院进一步诊疗,以制定个性化的治疗方案,否则懊悔终生。

第七节 高度近视! 高度风险! 家里有近视眼的必看

高度近视相关的医学问题比较复杂,为了更通俗易懂,本文采用一问一答的形式,由浅入深地进行讲解。

一、什么是高度近视?

近视度数超过600度称为高度近视。绝大多数近视属于轴性近视,也就是因为眼球变长而引起的近视,还有一部分近视是曲率性近视和屈光指数性近视。本章节重点讲解轴性高度近视。轴性高度近视容易引起眼部的并发症,而且近视度数越高发生眼部并发症的风险越高,也就是本文的题目"高度近视,高度风险"。

二、为什么轴性近视度数越高,发生眼部病变的风险越高呢?

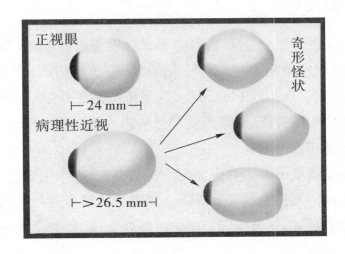

正常情况下,人的眼球从出生到 12 岁会逐渐变大和变长。儿童和青少年如果看近时间太久,眼睛会适应性地变得更长,就会产生近视,轻度和中度近视对眼睛的危害并不严重,但高度近视对眼睛的危害就很严重了。打个比方,就像吹气球一样,气球吹到一定大小就可以了,稍微大一些也没关系,如果吹得太大了,气球壁就会很薄,然后就会怎么样?

答对了,就会有爆炸的危险(请自行脑补一下爆炸的画面)。类似的道理,眼球过度变长,眼球壁就会变薄,也会出现很多问题。

三、高度近视都有哪些风险呢?

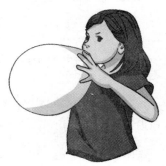

高度近视的风险,也就是高度近视发生眼部并发症的可能性。从概率上讲,高度近视发生眼部并发症的可能性是正常眼睛的十几倍。高度近视容易发生的眼

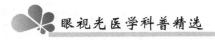

部并发症有很多,主要有视网膜变性和裂孔,脉络膜萎缩,视网膜脱离,玻璃体液化和混浊,并发性白内障和开角型青光眼等。

四、高度近视为什么会发生这些并发症?

高度近视并发症主要是因为眼球过度变长引起的,眼球过度变长,眼球壁就会变薄。人的眼球壁由 3 层组织构成,从表面到里面依次是巩膜、脉络膜和视网膜,如果把眼睛比作照相机的话,巩膜就像照相机的外壳,脉络膜就像照相机壳里面的电路,视网膜就像照相机最里面的底片。

如果巩膜变薄就会有像葡萄一样的突起,称为巩膜葡萄肿,从而导致眼部的抵抗力和营养下降。如果脉络膜变薄就会出现脉络萎缩,影响眼部的血液循环。如果视网膜变薄,轻者会出现视网膜变性和裂孔,严重者就容易出现视网膜脱离,造成视力明显下降。

眼球变薄很明显的话,整个眼球的营养和血液循环就会出问题;如果是玻璃体的营养下降,就会出现玻璃体液化或混浊,就会出现飞蚊症,也就是总觉得眼前有像蚊子一样的黑影在飘动;如果影响晶状体的营养,晶状体就会混浊,从而出现并发性白内障。正常的老年人很多都会得白内障,叫作老年性白内障;而高度近视在中年的时候就可能会因为并发性白内障而导致视力明显下降。高度近视还可以引起开角型青光眼,开角型青光眼和高度近视之间会互相影响,形成恶性循环,导致视力明显下降。如果高度近视伴有上述并发症,也可称为病理性近视。

五、病理性近视和单纯性近视有什么区别?

高度近视是相对于中、低度近视而言的。只要近视度数超过600 度就是高度近视。而病理性近视(或者进展性近视)是相对于单纯性近视而言的。那么究竟怎么区分单纯性近视和病理性近视呢？

主要从以下 5 个方面区分病理性近视和单纯性近视。

（1）单纯性近视较多见，人群中的发病率可高达 33% 以上，而病理性近视发病率在 2% 左右。

（2）单纯性近视发病较晚，大多是在 9 岁左右开始近视，而病理性近视一般发病较早，大多在上小学前就已经开始近视了。

（3）单纯性近视在成年以后，近视度数一般比较稳定，不会有明显变化，近视度数一般不会超过 1200 度，而病理性近视即使在成年之后近视度数仍不断增长，近视度数常超过 1200 度。

（4）单纯性近视因为没有明显的眼底病变，所以最佳矫正视力一般都正常，也就是说戴眼镜能看到 1.0，而病理性近视因为会出现视网膜和其他眼部并发症，所以最佳矫正视力一般都小于 1.0，也就是说戴眼镜看不到 1.0 那一行。

（5）单纯性近视一般是多基因遗传，没有确定的遗传规律，也就是说，小孩子近视与否和父母的近视情况没有明确的关系，而病理性近视的近视大多是常染色体隐性遗传，也就是说病理性近视还是有遗传规律的。

六、病理性近视的常染色体隐性遗传是什么意思？

病理性近视大多是常染色体隐性遗传，也就是说，如果夫妻双方都确诊为病理性近视，那么生下来的小孩子有较高概率会发生高度近视或者病理性近视；只有一方确诊为病理性近视，或夫妻双方都不是病理性近视，要根据病理性近视的基因携带情况，来确定发生病理性近视的可能性。这个问题比较复杂，咱就不仔细讲了。总之，如果你是高度近视，想知道自己是不是病理性近视，或者想知道你的孩子发生病理性近视可能性有多大，夫妻双方最好都到正规的大医院检查以后才有可能确定。

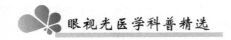

七、如果已经得了高度近视，有什么方法可以治愈呢？

治愈轴性高度近视需要把变长的眼球再缩短，目前是不可能的。通过眼镜和手术方法提高视力，属于矫正，而不是治愈，也就是说可以矫正高度近视的度数，而眼球长度没有变化。因此，即使通过手术达到"摘镜"的目的，高度近视因眼球变长而导致发生眼部并发症的风险依然存在。非手术矫正方法包括框架眼镜和隐形眼镜，手术矫正方法包括角膜屈光手术（准分子和飞秒激光）和有晶状体眼人工晶状体手术。如果选择手术矫正高度近视，800度以下首选角膜屈光手术，1200度以上首选有晶状体眼人工晶状体植入术，800～1200度之间需要根据每一个眼部的具体情况再决定手术方式。以上所说的手术方法一般都是在近视度数比较稳定的前提下进行的，如果近视度数不稳定，虽然手术提高视力的效果很好，但是由于近视度数不稳定，过了几年，有可能又会出现新的近视。因此，如果单纯性近视，阻止度数增长首选低浓度阿托品滴眼液、角膜塑形镜和增加户外活动时间。如果是病理性近视或进展性近视，近视度数一直不稳定，建议行"后巩膜加固术"，或者在手术矫正近视之前需先做"后巩膜加固术"。

八、什么是后巩膜加固术？为什么要做后巩膜加固术呢？

后巩膜加固术也叫巩膜后兜带术。如果是病理性近视，眼球可能会不断变长。眼球变长主要是向后变长，那么就需要通过手术从眼球的后部将眼球兜住，所以叫巩膜后兜带术。因为起到了加固后部巩膜的作用，所以也叫后巩膜加固术。后巩膜加固术可以起到彻底阻止眼球变长，或在一定程度上延缓眼球变长的作用，也就是起到了刹车或减速的作用。

九、如果高度近视引起了眼部并发症,应该如何治疗呢?

高度近视引起的并发症有很多种,不同并发症的治疗方法也不一样。如果有视网膜变性区,可以行眼底激光治疗;如果发生了视网膜脱离,需要行视网膜脱离复位术;如果有并发性白内障可以做白内障手术;如果有开角型青光眼需要用降眼压的药物或手术治疗。然而,以上治疗方法都是亡羊补牢,实际上,大多数高度近视的并发症是可以预防的,所以高度近视并发症的预防也很重要。

十、要怎么做才能预防高度近视的并发症呢?

高度近视的并发症主要从以下3点来预防。

(1)高度近视如果还没有发生并发症,应该定期复查,最好每半年复查一次,一方面可以监测近视度数的增长情况,另一方面,如果发生了高度近视的并发症,可以早期发现,以便进行预防性的治疗。

(2)高度近视患者容易发生视网膜脱离,视网膜脱离会使视力明显下降,而一些对眼球产生冲击和震荡的行为会诱发视网膜脱离,所以最好不要从事剧烈运动、重体力劳动和高台跳水等活动,以免发生视网膜脱离。

(3)高度近视患者如果出现夜间视力差、飞蚊症、眼前漂浮物和闪光感等症状,那么,发生严重眼部并发症的可能性更大,最好马上到医院检查。

总之,高度近视尤其是高度病理性近视对眼部健康危害巨大。让我们共同努力,尽可能实现对高度病理性近视的早预防、早发现和早治疗。

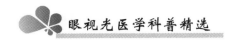
第八节 "远视储备不足"或"远视储备消耗过快",到底是怎么回事?

在门诊,有越来越多的孩子家长来医院咨询所谓的"远视储备"相关问题。

"远视储备"是近几年才出现的词,继而衍生出了另外两个词,"远视储备不足"和"远视储备消耗过快"。

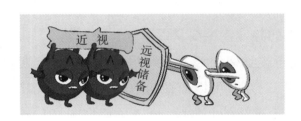

"远视储备"这一概念在以往的教科书中并不存在。所谓的"远视储备"对应的医学概念应该是"生理性屈光"。生理性屈光包括远视和散光。目前,根据年龄估算出来的"远视储备"数值只是参考了生理性远视的屈光度(见下表),未将生理性散光的屈光度考虑在内。

年龄/岁	生理屈光度/D
≤3	+3.00
4~5	+1.5~+2.00
≥6~7	+1.00~+1.50
8	+1.00
9	+0.75
10	+0.50
11	+0.25
12	0

关心"远视储备"甚至产生焦虑情绪的家长有以下特点:要么家长本身有高度近视,要么家里有其他孩子已经近视了,或者在学龄前体检时被告知有"远视储备不足"的情况。

需要强调的是,由于儿童的眼睛可能存在调节过强或瞳孔较小等情况,电脑验光或某些验光筛查设备的验光结果可能误差较大。根据儿童的年龄和屈光状态,需采取散瞳和检影验光等措施才能检测出较准确的验光结果。

一、什么是"正视化过程"

在继续讨论"远视储备"之前,需要先说明"正视化过程"的概念。正视化过程是指婴幼儿(小于3周岁)视觉系统的功能是一个由不健全到健全的发育过程,3周岁以前是其发育的关键时期。

一般认为,大多数新生儿的屈光状态为远视,且有一定程度的顺规散光,其屈光状态分布范围较宽,随着眼球的生长发育,远视及散光程度逐渐降低,屈光变异逐渐减少而向正视(即无明显的近视、远视、散光的屈光状态)发展,这一变化称为正视化过程。最近的研究表明,远视眼或散光眼的正视化程度高于近视眼,高度散光眼的正视化程度最高,其次是中度散光眼、中度远视眼和高度远视眼。

二、担心"远视储备不足",该怎么办呢?

根据上述"正视化过程"的概念,在3周岁之前,只要远视不高于300度和散光不高于200度应该都是正常的。而且,在3周岁之前,如果远视和散光发生明显变化也应该是正常的,不必太过担心所谓"远视储备不足"或"远视储备消耗过快"的情况。

目前,对于"远视储备不足",医学上还没有明确的概念,只是根据不同年龄进行大致估计。而且,学龄前儿童个体差异较大,即

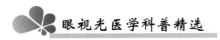

使出现所谓的"远视储备不足",也不一定会出现"远视储备消耗过快"的情况。

三、如何判断"远视储备消耗过快"？

在 3 周岁之后,要判断"远视储备消耗",需每半年进行医学验光,出现"远视储备不足"且每半年"远视储备消耗"超过 50 度,可以认为消耗过快。

如果尚未出现近视,主要靠尽量增加户外活动时间和减少近距离用眼时间来降低"远视储备消耗"。如需采取更积极的医学干预措施,例如,阿托品或哺光仪等,必须在医生指导下方可使用,并且必须按医嘱定期复查。

总之,当今社会,对大多数人来说,想要没有真性近视,是件很难的事情,因此应不必太过担心所谓的"远视储备不足"或"远视储备消耗过快"等问题。在医生的指导下,采取科学的方法,将近视度数控制在较低水平,尽量不要发展为高度近视,才是对待近视问题比较客观、理智的态度和策略。

第九节　科学防控近视要记住 18 个字

现代社会,想要不近视是件很难的事,高度近视(近视度数超过 600 度)可发生眼底(视网膜和脉络膜)的萎缩和病变。发生眼底病变的高度近视称为病理性近视,已逐渐成为国内首位的不可逆的致盲原因,须尽量防控。

近几年"全国爱眼日"的主题均与近视有关,2018 年"全国爱眼日"的主题是"科学防控近视,关爱孩子眼健康"。科学防控近视的方法可总结为 18 个字"出去遛,少看近,定期查,配眼镜,阿托品,塑形镜"。

1. 出去遛 每天有阳光的户外活动要超过 2 小时(每周超过 14 小时也行)。

2. 少看近 引起近视的主要原因是近距离用眼过度(时间过长),近距离用眼过度的主要原因是上学时的课业负担(这个很难避免),次要原因是电视、电脑、手机、课外书、画画和弹琴等(为了控制近视这些需要尽量避免)。

3. 定期查 学龄期,须每半年到正规医院检查一次,每半年近视度数增加超过 50 度属于进展过快。

4. 配眼镜 近视超过 100 度就该配眼镜了,如不超过 200 度,看不清时戴,看得清楚的话,可以不戴;不超过 300 度,上课时戴,下课后可以不戴;300 度以上应经常戴。

5. 阿托品 低浓度阿托品(0.01% 阿托品滴眼液)每晚睡前滴一次,对控制近视进展有效,且无明显副作用。

6. 塑形镜 8 岁后如果近视进展过快(每年增加超过 100 度),且近视度数不超过 600 度,可验配角膜塑形镜以控制近视进展。

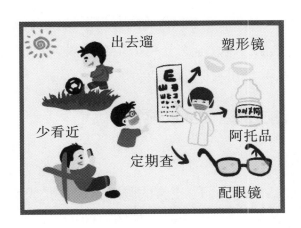

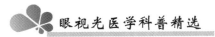

此外，重复低强度红光照射（哺光仪）控制近视进展的有效性已经得到了医学研究的初步验证。适当补充叶黄素类物质，提高视网膜黄斑区的色素密度值，可能对青少年视觉功能的改善与维护起到一定积极作用。更多高度近视相关内容请参阅本书中题目为"高度近视！高度风险！家里有近视眼的必看"的章节。

第十节　手机给眼睛带来的危害和解决方案

"医生，要怎样预防，才能让孩子不近视呢？"孩子的家长经常这样问。医生一般会回答说："因为引起近视的主要原因是长时间地看近，所以要尽量少看近，尤其是手机。"

有一次，医生有位亲戚的孩子近视了，也问了相同的问题。除了上述回答，医生还开玩笑地说："不上学，不看书，出去放牛就行了。"但是转念一想，接着说道："现在的小孩子，你就是让他出去放牛，估计还是会近视。因为他们骑在牛背上还是会看手机。"

现如今手机"无处不在""如影随形"，"没带手机跟丢了魂儿似的"。那么，长时间看手机，除了会引起近视，还会给眼睛带来其他什么危害呢？接下来，本文分4个年龄阶段，系统分析手机给眼睛带来的危害，并给出科学的解决方案。

一、学龄前儿童（7岁以前）

（一）危机

在学龄前，一般情况下，正常的眼睛是应该是没有近视的。然而近几年，在近视门诊经常会碰到学龄前的近视儿童，而且这种情况越来越多。需要说明的是，学龄前儿童如果近视400度以上，这种情况大多与遗传因素有关,主要是常染色体隐性遗传,基本和看手机没关系,需尽快到医院就诊和治疗。然而,如果近视度数在400度以内,这种情况大多与后天的环境因素有关。

后天环境因素引起近视的具体原因比较复杂,简单地说,主要原因就是由于看近时间太长,从而容易引起假性近视(调节性近视)和真性近视(轴性近视)。其中,长时间看手机是一个很重要而且可以避免的原因。如果学龄前就得了真性近视,将来发展为高度近视的概率将会明显增加,因此要尽量预防,以避免学龄前儿童出现近视。

(二)解决方案

学龄前儿童预防近视的方法,可总结为9个字"出去遛,少看近,定期查"。

1.出去遛 每天"有阳光的户外"活动要超过2小时,每周超过14小时也行。如果工作日没有时间或有时户外空气不太好,那就在节假日或空气好的时候多出去遛遛。

2.少看近 尽量不要看手机。其他长时间看近的原因有看电视、台式和平板电脑,看书、弹琴、画画、下棋和练字等,为了"预防近视",也要尽量避免。但是,任何看近的事都不做也不现实。那该怎么办?解决方法是"定期查"。

3.定期查 一般3~4岁儿童就可以配合检查了,最好到医院检查,而且须定期每半年查一次。到医院检查后,如果没有近视,可正常从事看近的活动,但还是尽量不要看手机。如果怀疑有近视,需散瞳验光,相关内容请查阅本书中"将所有散瞳和散瞳药选择的问题一网打尽"的章节。

排除真性近视后,还可以正常从事看近的活动。如确诊为真性近视,需严格限制看近的活动,并且每3个月到医院复查。如发

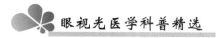

现近视进展过快(每半年度数增加超过50度),需进行医学干预,眼科医生会根据每个近视儿童的不同情况,给出个体化的干预措施。

二、学龄期儿童和青少年(7～18岁)

(一)危机

因为"玩手机"会影响学习,在这个年龄段,一般接触手机的时间会受到严格的限制。因此相比手机对眼睛的危害,上学时长时间看书和写作业对眼睛的影响更大。这种情况下,如果再加上长时间看手机,会加速近视的进展,更容易发展为高度近视。高度近视一般是指近视度数超过600度,高度近视可发生眼底视网膜和脉络膜的萎缩和病变,须尽量防控。

(二)解决方案

除了尽量预防近视的发生以外,对学龄期的儿童和青少年来说,想没有近视或者想近视度数一度也不加深,是件很难的事情。这个年龄段的重点在于控制近视进展过快,控制近视的方法也可以总结为9个字"配眼镜,阿托品,塑形镜"。

1. 配眼镜　上课时,如果看不清,除了会影响学习,还会使眼睛更容易疲劳,近视度数也就更容易进展。因此,近视超过100度就该配眼镜了;100～300度,看不清时要戴,看得清楚的话可以不戴;近视300度以上应经常戴眼镜。

2. 阿托品　研究结果表明,低浓度阿托品(0.01%阿托品滴眼液)每晚睡前滴一次,对控制近视进展有效,且无明显副作用。

3. 塑形镜　8岁后,如果近视进展过快(每年增加超过100度),且近视度数不超过600度,除了需要滴低浓度阿托品滴眼液以外,还建议验配角膜塑形镜以控制近视进展。

三、青中年(18~40岁)

(一)危机

1. 长时间看手机易引起视疲劳。视疲劳可使眼部的抵抗力下降,从而可引起干眼症和慢性炎症,慢性炎症会加重视疲劳和干眼症,形成恶性循环。慢性炎症还可引起结膜结石和睑腺炎(麦粒肿)等眼病。

2. 长时间看手机易引起急性共同性内斜视。急性共同性内斜视简称"急内共",也就是突然出现了"斗鸡眼"。急内共在临床上并不常见,患者主要为年长的儿童或成人,但近几年急内共的发病率有增加的趋势。看手机的时间过久,又没能及时休息、远眺、放松眼睛,可引起急内共。

急内共的症状为,突然出现看东西有重影和不适感。患病后看东西时习惯闭上一只眼睛,尤其是在看远时更明显。严重的神经病变也可引起急内共,经过医生详细地病史询问和眼科检查,在排除神经病变后,可确诊是由于看近过久而引起的急内共。

(二)解决方案

1. 解决看手机引起视疲劳的方法,除了尽量少看手机外,如果慢性炎症和干眼症较严重时,须到医院检查后,采取有针对性的治疗措施。

2. 看近过久引起的急内共应及时到医院就诊。因为该病与长期近距离工作密切相关,所以需要及时改变用眼习惯,停止长时间看手机和近距离伏案工作,多户外远眺,早期的轻度患者是可以好转的。在患病早期或斜视度数较小者,通过配戴三棱镜,可改善看东西重影的症状,从而恢复正常生活;患病超过6个月且斜视度比较大者,可行手术治疗。

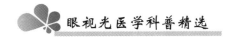

四、中老年（40 岁以后）

（一）危机

1. 可诱发闭角型青光眼。中老年人肌肉比较松弛，器官也开始老化。眼内虹膜肌肉的松弛和晶状体的老化膨胀，使得虹膜和晶状体的接触面增大，增加了房水由后房流向前房的阻力，可发生闭角型青光眼。长时间看手机，尤其在暗环境下看手机时，瞳孔轻度开大，易引起房角的粘连和关闭，这样就容易引起闭角型青光眼。有青光眼家族史的人群、轻度远视的人群，更容易发生青光眼。闭角型青光眼急性发作时，会感觉眼疼、眼胀和视力明显下降，如不及时治疗可引起失明。

2. 可引起眼底血管阻塞和视神经缺血。长时间看手机可引起眼部抵抗力下降和视疲劳，从而可引起眼部的慢性炎症和缺血，尤其在伴有糖尿病和高血压的中老年人群，更容易引起眼底视网膜血管的阻塞和视神经的缺血，情况严重时可导致失明。

（二）解决方案

1. 中老年人除了要少看手机以外，还要注意不要在暗环境下看手机，周围的光线要亮一些。如果看手机容易疲劳，应尽量戴合适的老花镜。如果戴老花镜还是很容易疲劳的话，应该是除了老花以外，还可能合并散光，需要到医院检查后，验配带有散光的老花镜。如果存在青光眼发病的高危因素，比如年龄超过 40 岁，轻度远视或老花镜度数较高，有青光眼家族史等，应及时到医院检查。需要的话，可进行预防性的激光虹膜周切，为房水引流建立新的通道，可有效避免闭角型青光眼的急性发作。

2. 糖尿病和高血压患者应严格控制血糖和血压。眼底视网膜血管的阻塞和视神经的缺血，早期没有明显感觉，不痛不痒，而且早期大多没有明显视力下降。一旦出现明显的视力下降,治疗起来会很麻烦,有时治疗效果也不好,所以建议应定期每年到医院查眼底,可早发现早治疗。

　　总之,长时间看手机可危害眼睛的健康。科学地认识手机给眼睛带来的危害和解决方案,可以让手机给生活带来便利的同时,尽量减少手机对眼睛健康的影响,拥有更加光明和美好的未来。

第十一节　防蓝光镜片有用吗?
　　　　　　对防控近视有效吗?

　　首先,提个问题:晴朗的天空和深邃的大海为什么是蓝色的?

　　答案是,因为白色的自然光经透明或半透明物体的折射后,光谱中有较短波长的蓝光被折射的力度更大(蓝光波长为400～500纳米),使得蓝光更容易在大气微粒和海水中产生折射、散射或反射,所以晴朗的天空和深邃的大海呈现为蓝色。最典型光学折射实验是三棱镜的色散实验,由色散实验可知,蓝光被折射的力度更大。

　　当发白光物体的亮度或被白光照亮物体的照度较大时,会使得光线中的蓝光在物体或字体的边缘更易发生折射,从而可出现"蓝边"或"毛边"现象。在镜片的光学质量不佳或人眼的屈光不正(近视、远视、散光)未完全矫正时,这种现象可能会更明显,可造成物体或字体的边缘看起来"不够清爽",看久了更容易引起视疲劳。而透过防蓝光镜片再看时,边缘就会明显变"清爽"了。

一、关于光损伤

　　太阳的强光可能会引起一定的光损伤。如果是为了预防眼部的光损伤,更科学的方法是戴防紫外线的太阳镜。在晒太阳时如果不想戴太阳镜,可以闭着眼睛晒或背对着太阳晒。中老年人由于器官老化脆弱且修复能力较差,预防光损伤是有一定意义的。儿童和青少年机体修复能力强,而且需要太阳光促进生长发育,预防光损伤是没有意义的。需要说明的是,目前尚无证据能证明蓝光或所谓的"有害蓝光"对眼睛有害,因此防蓝光言论应属无稽之谈。

二、防蓝光镜片有用吗?

首先,吸收式防蓝光镜片大多是黄色的,而且是越黄防蓝光效果越好。主要是因为黄光和蓝光是互补光,也就是说黄色和蓝色的光可合成为白光,而黄色和蓝色的颜料合成为绿色颜料(下图)。白光中的蓝光被镜片吸收后,镜片就会呈现互补的黄色。而反射式的镜片表面呈蓝色反光。其次,透过镜片看亮度较大的物体和文字时,由于互补光的原理可使物体和文字的边缘看起来会"更清爽",因此看起来会更省力,可有助于预防和缓解视疲劳。

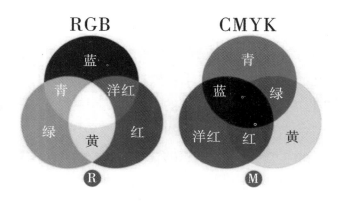

有一种叫蓝光滤过型的人工晶状体,也就是眼科医生俗称的"黄晶体",其原理与防蓝光镜片类似,在白内障手术中植入眼内,

可使手术后人眼看东西更"清爽和柔和"。然而,如果一味地追求防蓝光效果而将黄色不断加深,就会引起视物偏黄和偏暗,反而会引起眼部不适。

综上,关于防蓝光镜片是否有用的答案是,有用也无用。用光学质量较好的浅黄色(颜色不要太深)防蓝光镜片来预防和缓解视疲劳,在某些情况下对某些人来说应该是有用的,但防蓝光或所谓的防"有害蓝光"是没有意义的,或者说是无用的。如果你戴着防蓝光眼镜看东西时更舒服,那就戴。如果你戴着防蓝光眼镜看东西时没有更舒服,或者反倒更难受,那就不要戴。

三、防蓝光镜片有对防控近视有效吗?

答案是,有效也无效。如果孩子在看电视、电脑、手机等显示屏时,戴着防蓝光眼镜觉得更舒服的话,对预防和缓解视疲劳来说应该是有用的。而如果眼睛更不容易疲劳,对防控近视应该是有效的。除此之外,尤其是在外出时,就别戴了。而且孩子如果有屈光不正,验配最合适度数的镜片要比防蓝光镜片更重要。

如果孩子戴着防蓝光眼镜看东西时没有更舒服,或者反倒更难受,那对防控近视应该是无效的,或者反倒是有害的。需要强调的是,引起近视和导致近视进展的主要原因是在生长发育过程中长时间的近距离过度用眼,而不是视疲劳,更不是防蓝光。因此,总的来说,防蓝光镜片对防控近视是无效的。

总之,防蓝光镜片的防蓝光损伤作用是没有意义的。如果你戴着防蓝光眼镜看东西时更舒服,那就戴。如果你戴着防蓝光眼镜看东西时没有更舒服,或者反倒更难受,那就不要戴。对于防蓝光眼镜这种可能有用但基本无害的保健产品,我们的建议是,不推荐,但也不反对。

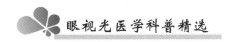

第十二节 防蓝光眼镜买来戴，是"交智商税"吗？

在本书中题目为"防蓝光镜片有用吗？对防控近视有效吗"的章节中曾得出的结论是："防蓝光镜片的防蓝光损伤作用是没有意义的。如果你戴着防蓝光眼镜看东西时更舒服，那就戴。如果你戴着防蓝光眼镜看东西时没有更舒服，或者反倒更难受，那就不要戴。"

那么，防蓝光损伤是否是个伪命题？或者，防蓝光眼镜到底戴不戴？不买来戴，怎么知道是否舒服呢？还有些观点认为，买防蓝光眼镜戴是"交智商税"，是这样吗？

以上问题可总结为，在不掏钱或不试戴的前提下，如何判断自己戴"防蓝光眼镜"是否会更舒服？或者说，在什么情况下，戴"防蓝光"眼镜应该会更舒服？怎么避免"交智商税"呢？现总结如下。

1. 如果看的东西较亮时或较"刺眼"时，戴"防蓝光"眼镜看东西时应该会更舒服些，具体原因请参阅"防蓝光镜片有用吗？对防控近视有效吗？"的章节。

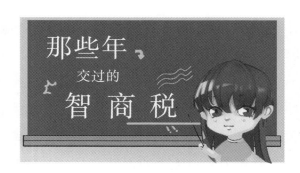

2.如果有轻度的近视或近视性散光,或者有未完全矫正的轻度近视或近视性散光(也就是,戴的眼镜度数不够或配的眼镜度数不准),戴"防蓝光"眼镜看东西时应该会更舒服些。具体原因是,防蓝光眼镜将部分蓝光滤过后,可使得物体在眼内的焦点轻度后移,相当于戴了一个低度数的近视眼镜,应该可部分矫正近视或近视性散光。

3.光学质量较好的玻璃镜片或树脂镜片,即使没有任何度数和没有防蓝光功能,也可以过滤掉一部分散射的杂光,这也就是为什么有些人觉得戴"平光镜"比较舒服的原因,尤其是对有轻度干眼症或视疲劳的人来说,应该有一定的效果。

总之,看的东西较亮或较"刺眼"时,有(或未完全矫正的)轻度的近视或近视性散光时,有轻度干眼症或视疲劳时,戴"光学质量较好"的"防蓝光"眼镜应该会更舒服,可以花钱买"浅黄色"(黄色不能太深)的有"防蓝光"功能的眼镜戴,应该有助于预防或缓解视疲劳。相反,看的东西较暗时,有(或未完全矫正的)轻度的"远视或远视性"散光时,戴"防蓝光"眼镜,应该不会更舒服或者会更难受,这个"智商税"还是别交了。

第十三节　眼镜到底该不该戴？什么情况下可以不戴眼镜呢？

在门诊,经常有孩子或家长问:"医生,我们不想戴眼镜,怎么办?"

医生一般会回应道:"眼镜不是想不想戴的问题,而是该不该戴的问题。要根据检查的结果和具体的情况,才能决定该不该戴眼镜。"

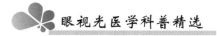

通常说的眼镜是指框架眼镜,医生说的眼镜还指隐形眼镜(即角膜接触镜),包括软性隐形眼镜、硬性透气性角膜接触镜(RGP)和角膜塑形镜(OK镜),本文所说"戴眼镜"特指戴框架眼镜。

由于戴眼镜不方便,也不是太好看,正规的验光比较麻烦,配一副合格的眼镜也不便宜,而且戴眼镜还有可能会受到莫名的"歧视",或者有"眼镜戴了就摘不掉、眼镜度数会越戴越深、眼镜戴久了容易引起眼球突出"这些误区。因此,有些孩子和家长总是想尽一切办法尽量避免戴眼镜。

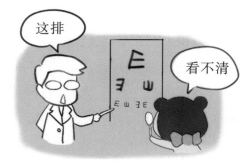

如果有屈光不正(近视、远视、散光),成年后可以通过屈光手术达到摘镜的目的。如果虽然有屈光不正,但不想做手术和未成年人不能做手术时,眼镜到底该不该戴?什么情况下可以不戴眼镜呢?要回答这两个问题,一般应从"是否有弱视、是否看得清楚、裸眼视力、屈光度大小、近视进展情况、是否采取科学的近视防控方法"这6个方面来考虑。

1. 是否有弱视 如果在医院确诊为弱视,根据验光结果,必须按照医生的要求戴眼镜,度数较高或屈光参差严重者(两眼度数相差较大),可能还需要戴RGP。一般情况下,12岁之后才发现有弱视,或者12岁以后弱视还没有治好的话,戴眼镜对治疗弱视来说已经没有意义了,如果没有看不清的话,可以不戴眼镜。因此,弱视一定要早发现早治疗,否则追悔莫及。更详细内容请查阅本章第六节"弱视(尤其单眼弱视)是危害儿童视力发育的'讨厌鬼'"。

2. 是否看得清楚 全程(远、中、近)看得清楚对眼睛是有好处的,看得不清楚容易引起视疲劳。在学龄期看得不清楚的话,还会引起近视进展过快并影响学习。

怎么才算看得清楚呢? 看得清楚是指,用单眼(右眼或左眼)看"不熟悉"的目标时,在不眯眼、不皱眉头、不歪头和不往前凑的情况下,能明确辨认出所看到的人、物体和文字;否则,算看不清楚。看得清楚的话,可以不戴眼镜;看不清楚的话,要么就不看了,要么就把眼镜戴上,眯着眼、皱着眉头和歪着头看,对眼睛是没有好处的。

3.裸眼视力 裸眼视力指不戴眼镜的视力。一般情况下,双眼的裸眼视力在 0.3 以下,对日常生活影响很大,必须戴眼镜;0.3 ~ 0.5 的裸眼视力,对日常生活影响比较大,需要戴眼镜;0.5 ~ 0.8 的裸眼视力,如果对日常生活影响不大,对看东西的要求不高的话(比如不上课或不开车),可以不戴眼镜;0.8 以上的裸眼视力,没有视疲劳和看不清的话,没必要戴眼镜。

4.屈光度大小 伏案写作业或工作时,坐得"笔直"的距离一般为 30 厘米左右,也就是 1 尺左右。从理论上讲,近视 300 度以内,30 厘米以内东西应该都能看清楚。因此,如果近视+散光的度数不到 300 度,伏案写作业和工作时,如果看得清的话,可以不戴眼镜,但要尽量坐得"笔直"。如果近视+散光的度数已经超过 300度了,不仅看远时需要戴眼镜,伏案写作业或工作时也需要戴眼镜,这样才能看得更清楚。看得更清楚可以缓解视疲劳,不影响学习,对近视防控也有好处。

5.近视进展情况 近视超过 100 度,定期每半年复查,近视+散光的度数每半年增加超过 50 度,属于近视进展过快,需要戴眼镜;因为戴眼镜可以看得更清楚,看得更清楚对控制进展有利。如果近视+散光的度数不到 300 度,定期每半年复查,近视+散光的度数每半年增加小于

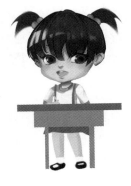

50 度,看得清楚的话,可以不戴眼镜;看不清楚的话,需要戴眼镜。

6. 是否采取科学的近视防控方法 科学防控近视的方法可总结为 18 个字"出去遛、少看近、定期查、配眼镜、阿托品、塑形镜"。如果这 18 字你都能做到,没有看不清的话,可以不戴眼镜;然而,即使你做到了上述 18 个字,如果近视+散光的度数超过 100 度的话,最好配一副眼镜备用,看不清楚的时候,该戴还是要戴的。更详细内容请参阅本书中题目为"科学防控近视要记住 18 个字"的章节。

总之,戴眼镜的目的一是为了治疗弱视,二是为了全程(远、中、近)都看得清楚,三是为了控制近视进展。近视+散光的度数超过 100 度就该配眼镜了,配了眼镜之后,可根据"是否有弱视、是否看得清楚、裸眼视力、屈光度大小、近视进展情况、是否采取科学的近视防控方法"来综合考虑该不该戴眼镜,以尽量避免因"该戴而没戴"对生活、学习和眼睛健康造成的不利影响。

第十四节 "用最简练的话"总结配戴各种眼镜的注意事项

从眼科学和视光学的角度讲,配戴眼镜的原则是:清晰、舒适和持久,当然还要美观。眼镜分为框架眼镜和角膜接触镜(俗称隐形眼镜),框架眼镜可分为屈光矫正眼镜(用来矫正近视、远视、散光和老花眼)、防护眼镜(比如太阳镜和所谓的"电脑护目镜"等);角膜接触镜可分为软性的和硬性的两种,软性的又分为透明的和彩色的(俗称美瞳),硬性的又分为硬性透气性角膜接触镜(RGP)和角膜塑形镜(OK 镜)。那么,配戴各种眼镜有哪些注意事项呢?根据多年的眼视光经验,笔者尽量"用最简练的话"来总结配戴各种眼镜的注意事项。

一、用于屈光矫正的框架眼镜

近视和远视的度数要合适,不需过矫也不需欠矫,戴上眼镜需能看到1.0;儿童验光须散瞳,青少年验光建议散瞳,才能配出合适度数的眼镜;度数较低的话配一般的镜片就行,度数较高时建议配非球面和超薄镜片;散光既有度数又有轴向,要尽量准确,青少年和成年人的散光要想验出准确的度数和轴向,最好用综合验光仪(下图为综合验光仪的主要部件),如果一个眼镜店或医院连台综合验光仪都没有,那还是换一家吧;低度数的逆规和斜轴散光不好验,眼镜店搞不定的话建议去规模较大的眼科医院;老花眼和年龄有关,50岁以上的人肯定有老花眼,只不过根据原有近视和远视的情况,看近时老花的表现会不一样,年轻时远视力越好的人老花症状出现得越早,如果有散光,配老花镜的时候需加上散光;配框架眼镜的时候,准确地测量并确定合适的瞳距也很重要;配多焦框架眼镜和控制近视进展的功能性眼镜还需要测瞳高。

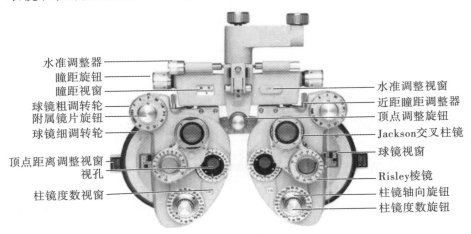

综合验光仪的主要部件

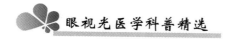

二、太阳镜、防蓝光镜和"电脑护目镜"

太阳镜要选择既防紫外线又有偏振功能的镜片（偏振镜片可过滤不规则的反射光），防紫外线的功能最好拿机器测一下。太阳镜的颜色随意，镜片不要太暗，儿童和青少年建议少戴太阳镜，因为需要"目"浴阳光，预防近视；防蓝光和所谓的"电脑护目镜"的防短波蓝光功能是没有意义的，防控近视基本无效，浅黄色的镜片可轻度提高对比敏感度，电脑屏幕的辐射可以忽略不计并且是无害的，用眼过度而引起的视疲劳可危害眼睛健康，应注意休息，眼睛干涩的话，滴用不含防腐剂的人工泪液更有效。更详细内容请参阅本书中题目为"防蓝光眼镜买来戴，是'交智商税'吗?"的章节。

三、软性隐形眼镜

久戴软性隐形眼镜容易引起角膜缺氧水肿、过敏和炎症，建议尽量少戴，选择月抛型的性价比较高。度数越高镜片越厚，越容易缺氧，建议找个规模较大的眼科医院配戴 RGP 或做屈光手术；一般情况下，"美瞳"比透明无色软性隐形眼镜的透氧性更差，更容易引起角膜缺氧水肿、过敏和炎症，如果同时需要化眼妆，可先戴隐形眼镜再化妆，然后先卸妆再摘掉隐形眼镜，这样在化妆和卸妆时可保持看得清楚，但要注意不要把化妆品弄进眼里。

四、硬性透气性角膜接触镜（RGP）

有较严重的不规则散光（如圆锥角膜）需配戴 RGP，近视度数太高，戴软性隐形眼镜容易缺氧，可配戴 RGP，多焦 RGP 有控制近视进展的功效。

五、角膜塑形镜(OK镜)

目前的医学研究结果显示,OK镜确实有控制近视进展的作用,原因可能是可改善了远视离焦或周边视网膜屈光;8岁就可以戴了,主要适合600度以下的近视和150度以下的顺规散光;虽然晚上戴了OK镜后白天不用戴眼镜的感觉很好,但最好是在尽量保护眼睛的前提下,每半年近视度数增长超过50度再戴;戴角膜塑形镜是有风险的,但只要是在正规医院验配的,风险很小而且可控,可安心配戴。

总之,在准确的医学验光前提下,需科学地配戴眼镜。如果你戴眼镜总是感觉看不清,不舒服,或容易引起视疲劳,那么你应该属于复杂屈光不正了,最好到规模较大的眼科医院再看看,肯定还有没发现或没有解决的问题。

第十五节 将所有散瞳和散瞳药 选择的问题一网打尽

散瞳的意思是用药物散开瞳孔。在医学上,散瞳有两层涵义:一是需要将瞳孔散大,二是需要麻痹睫状肌。由于儿童和青少年晶状体的弹性较好,睫状肌的收缩力较强。在睫状肌收缩和舒张时,晶状体屈光力的变化较明显,可称为睫状肌的调节力较强。

睫状肌调节力较强的优点是看远和看近都比较清楚(在屈光不正被矫正的情况下),缺点是在验光时容易出现度数不稳定的情况。而且,儿童和青少年看近处时间比较长的情况下,容易产生调节痉挛,从而可能会出现验光结果的不稳定或不准确,也就是容易出现远视欠矫或近视过矫。因此要想得到稳定和准确的验光结果,医生或有处方权的验光师经常会建议散瞳。

一般情况下,散瞳后会出现看远时怕光,看近时较模糊的情况,感觉上不是太舒服。有些散瞳药可能有一过性的眼部刺激感,因此滴散瞳药并不是一个令人愉快的过程。根据不同眼部情况,需要采用不同的散瞳药物。用不同的药物散瞳后,还需要采取不同的验光、配镜和复查策略,比较麻烦和复杂。而且,在眼科临床和医学验光时,有些情况不能散瞳、可不散瞳或没必要散瞳。再加上,有些没有散瞳处方权的验光机构刻意将散瞳"妖魔化",从而使得很多患者或孩子的家长在散瞳这个问题上十分纠结,有些甚至产生了严重的误解。

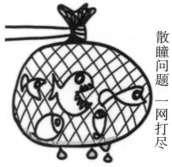

散瞳问题一网打尽

鉴于以上情况,现将散瞳和散瞳药物的选择总结为"3 个目的、4 种眼药、5 个不散、6 个散",可将散瞳和散瞳药选择的相关问题一网打尽。

一、散瞳的 3 个主要目的

1. 放松调节　对于儿童和青少年来说,用药物麻痹睫状肌可放松调节,使验光结果更稳定和准确。而且,药物散瞳后,使得检影验光时判断影动的性质更准确,可谓一举两得。

2. 眼病检查和手术操作　散瞳后可使晶状体(诊断白内障和晶状体脱位等)、玻璃体和眼底的检查范围更广,以利于眼病诊断和手术操作。

3. 防止或解除粘连　眼球内部发生炎症时,散瞳可防止或解除虹膜与晶状体等组织发生的粘连。

二、散瞳时常用的 4 种眼药

散瞳药物对瞳孔的散大作用,相对来说,比对睫状肌的麻痹作用起效要早,持续时间要长,因此瞳孔散大并不表明睫状肌已完全麻痹。

1. 肾上腺素　可快速散开瞳孔,但无睫状肌麻痹作用。

2. 复方托吡卡胺　就是常说的"快散"药物,含托吡卡胺和肾上腺素。托吡卡胺的起效时间为 20～40 分钟,优点是停药后散瞳作用(睫状肌麻痹)持续时间较短,一般为 4～6 小时(对药物较敏感时,可持续 12 小时左右)。不足之处是麻痹睫状肌的作用不是很强,而且对于快速散瞳来说,20～40 分钟的散瞳时间还是有些慢了,于是就加入了少量的肾上腺素以缩短散瞳时间。虽然托吡卡胺麻痹睫状肌的作用不是很强,但对于睫状肌调节力不是很强的青少年近视来说,药效基本也够了。

3. 环喷托酯　环喷托酯的起效时间为 30～60 分钟。优点是麻痹睫状肌的作用较强。不足之处是,相对于托吡卡胺来说,停药后散瞳作用(睫状肌麻痹)持续时间较长,一般为 6～24 小时(对药物较敏感时,可持续 48 小时左右)。此外,滴环喷托酯时,一过性的眼部刺激感可能较明显,医务人员可先滴表面麻醉药再滴环喷托酯,能减少刺激感并增加药物的渗透性。

4. 阿托品　就是常说的"慢散"药物。阿托品的起效时间为 45～120 分钟,优点是麻痹睫状肌的作用最强,不足之处是停药后散瞳作用(睫状肌麻痹)持续时间较长,一般为 1～2 周(对药物较敏感时,可持续 2～3 周)。此外,偶尔有小儿会对阿托品过敏,过敏的症状是脸红、发热、口干等症状,停药后可缓解,或马上到当地医院就诊。口服(不是滴眼)过量的阿托品会引起中毒,因此家长一定要妥善保管阿托品,避免儿童误服。

三、不能散和可不散的 5 种情况

1. 散瞳禁忌证者不能散瞳。儿童心脏病、颅脑外伤、痉挛性麻

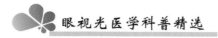

痹、唐氏综合征、癫痫、对散瞳药物成分过敏反应严重者。

2. 确诊或怀疑闭角型青光眼、视野检查前或其他由医生决定不能散瞳的情况。

3. 年龄在 10 岁以上且近视度数低于 300 度者,可不散瞳。

4. 人工晶状体眼、年龄在 15 岁以上、近视低于 600 度且长期戴镜者,不需要散瞳。

5. 为了查出最佳戴镜视力的诊断验光(不是配镜验光)或年龄在 40 岁以上的需配镜验光者,没必要散瞳。

四、需散瞳的 6 种情况和用药选择

1. 眼病检查和手术操作,防止或解除粘连　首选复方托吡卡胺,其次为阿托品,特殊情况时可加用肾上腺素进行结膜下注射。

2. 年龄不到 6 岁的儿童和内斜视者　学龄前儿童睫状肌调节力强、检查不配合时需检影验光、需排除调节性内斜视时、初次验光散瞳应使用阿托品,再次验光需散瞳时,可酌情使用环喷托酯。需要强调的是,如果患有虹膜缺损甚至无瞳孔时,学龄前儿童验光时虽然不需要散瞳,也仍需要滴阿托品来麻痹睫状肌。

3. 学龄期儿童(6～12 岁)　因睫状肌调节力较强,初次验光需散瞳时,首选环喷托酯,其次为复方托吡卡胺,特殊情况时(伴远视、内斜和弱视等)应使用阿托品。再次验光需散瞳时,可酌情使用复方托吡卡胺。

4. 青少年(12～25 岁)　因睫状肌调节力不是很强,或瞳孔需要尽快恢复正常以免影响学习和工作,初次验光需散瞳时,首选复方托吡卡胺,其次为环喷托酯;也可酌情不散瞳,使用综合验光仪"雾视法"验光;再次验光且长期戴眼镜的情况下,可不散瞳,使用综合验光仪"雾视法"验光。然而,需要说明的是,使用综合验光仪"雾视法"验光的时间较长,在节假日的验光高峰期,来验光的人实

在是太多了,为了提高效率,节约时间,有些医生会建议散瞳验光,散瞳后可明显缩短验光时间。

5. 青中年(18 岁以上)有较复杂的屈光不正时　戴镜视力和验光结果不稳定时,怀疑有调节异常紧张或伴有明显视疲劳症状者,小瞳检影时发现有屈光间质混浊且矫正视力不满意者,或其他由医生决定需散瞳的情况。首选复方托吡卡胺。

6. 成年人高度屈光不正(远视、近视、散光)和混合散光　高度远视和散光容易造成调节波动,使验光结果不稳定,需散瞳。高度近视易引起视网膜病变,需散瞳检查眼底。首选复方托吡卡胺。

总之,虽然散瞳有时比较麻烦,有时散瞳前后验光结果的差异也不是很大,散瞳药还可能有轻微的副作用,但只要是医生建议散瞳时,还是尽量按照要求散瞳。有经验的患者或孩子的家长想自行散瞳时,最好要经过医生的允许,否则可能弄巧成拙。根据不同的情况,在保证验光结果准确的前提下,有经验的医生和验光师会采用更高效的散瞳方法或不散瞳,以尽量减少散瞳对学习、工作和生活带来的影响。

第十六节　精准眼生物测量:中、高度近视和散光的"照妖镜"

听说过通过食疗、按摩或训练可以把中、高度近视或散光治好,或者可大幅度降低近视或散光的度数吗? 你或者你家孩子的近视和散光度数到底高不高? 近半年近视和散光度数增加的多吗? 遇到过不同医院之间验光结果不一致的情况吗?

近几年来,近视和散光的发病率越来越高,低度近视(小于或等于 300 度)和散光(屈光度小于或等于 150 度)对眼睛的危害较低。然而,中、高度近视(大于 300 度)和散光(屈光度大于 150 度)

对眼睛的危害较大,尤其是对于处在生长发育期的儿童和青少年危害更大。

眼球是个复杂、精密、小巧的光学器官,很像一架摄像机,最主要的屈光组成部分是角膜(像有很高度数的表蒙)、瞳孔(像可调节大小的快门和光圈)、晶状体(像可在一定范围内调焦的镜头)和视网膜(像照相机的底片)。

电脑自动验光的结果不是很可靠,因此只能作为主观验光的参考,不能拿来作为最终的验光结果。然而,由于儿童和青少年主观验光时配合不佳、调节能力较强的晶状体会发生屈光度的变化、瞳孔的大小会变化、验光师的水平参差不齐,以及某些主观的人为因素等,会出现裸眼视力、电脑客观验光、验光师主观验光、散瞳前后验光甚至是不同医院之间的检查结果不一致或差异较大的情况,令患者和家长们不知所措、无所适从,有时甚至连经验不足的医生和验光师都不能给予很好的解释和处理。

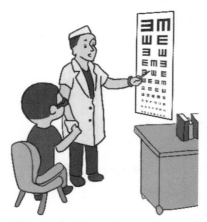

如果把看似变化莫测的近视和散光检查结果比喻成"妖精"的话,那么,有没有类似"照妖镜"的手段来让近视和散光,尤其是中、高度近视和散光现出"原形"呢?有,那就是精准眼生物测量。

眼生物测量的意思是把眼球的各个组成部分的尺寸测量出来,就像定做衣服时裁缝把身体各个部位的尺寸测量出来一样。精准的意思是尽量选择更先进的检测设备,检测结果才能更精确和更准确。现代医学可通过多种较先进的检测技术,对眼球进行精准的生物学测量,然后根据光学原理,经过复杂的数学计算,给出眼生物测量的检测结果。

眼生物测量的参数有 10 余项，包括角膜曲率、角膜屈光度、角膜散光、角膜直径、角膜厚度、前房深度、前房角的角度、瞳孔直径、晶状体厚度、玻璃体腔长度和眼轴长度等，其中与近视和散光验光结果关系密切的主要参数是角膜曲率和眼轴长度。

眼生物测量属于客观检查，检查结果受主观影响较小，加之较先进的检测设备可给出质控参数来判断检查结果是否可靠，因此，只要是较熟练的检查人员操作的较先进的检测仪器，检查结果一般都比较精准。不同的医院，只要检测设备的型号一样，检查结果也应基本一致。

如果没有影响屈光的眼病（圆锥角膜或核性白内障等），散光主要来源于角膜，绝大多数真性近视是轴性近视（眼球变长）和/或曲率性近视（角膜较凸）。正常成人的眼轴长度平均为 24 毫米。角膜前表面曲率半径约 7.7 毫米，后表面曲率半径约 6.8 毫米，换算为屈光度的话，正常成人的角膜屈光度平均为 43D（4300 度）。根据角膜曲率可计算出角膜散光，眼散光（主观验光得出的散光结果）一般比角膜散光低 50 度到 100 度。根据平均角膜屈光度和眼轴长度可估算出近视度数。一般情况下，角膜屈光度的均值增加 1D，近视增加 100 度；眼轴变长 1 毫米，近视增加 300 度。

治愈真性近视需要把变长的眼球缩短，目前基本是不可能的，就像长高的个子不能再长矮一样。真性近视可以通过戴合适的眼镜进行矫正。一般情况下，5 岁的小孩子，眼生物测量参数基本已达成人水平，大多数也能配合眼生物测量的检查，也就是说，通过精准眼生物测量的检测结果，就可以确定是否有中、高度的近视和散光。如果

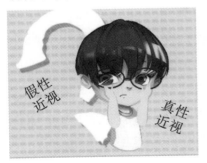

真性近视或散光度数增长过快,更可以通过精准眼生物测量来客观地监测近视和散光的进展情况。如发展为高度病理性近视或确定是圆锥角膜等眼部疾病,应及时干预和治疗。

俗称的"假性"近视是因为晶状体的调节力过强(睫状肌痉挛)引起的调节性近视。不稳定的散光主要与角膜的光学特性、瞳孔的大小变化和晶状体的调节能力有关。给儿童和青少年验光或怀疑有"假性"近视和不稳定散光时,要想得到准确和稳定的验光结果,可以先验光,然后通过药物散瞳后(充分麻痹睫状肌)再验光,必要时瞳孔恢复正常后再次验光,比较麻烦;也可以先验光,然后进行眼生物测量,经验丰富的医生和验光师可根据精准眼生物测量结果,来判断"假性"近视和不稳定散光的情况,可不需散瞳。如果怀疑睫状肌麻痹的不充分,也可联合精准眼生物测量的结果来判断"假性"近视和不稳定散光的情况。

精准眼生物测量也是屈光手术、白内障手术和硬性角膜接触镜验配的必查项目。眼生物测量设备是否先进,也在一定程度上反映了诊疗机构的实力。

眼生物测量设备和仪器有很多,常规有角膜地形图和 A 超。较先进的仪器有 Pentacam HR 眼前节三维分析诊断系统和 IOLMaster 500 等。目前最先进的有 Pentacam AXL 眼三维分析诊断系统和 IOLMaster 700 等。

虽然在医院验光有时候很麻烦,但如果不是正规医院的主观验光或者裸眼视力的检查结果,可能有很多"猫腻"。如果有哪个人或哪个机构忽悠着说可以治愈近视和散光,或者可以大幅度降低近视和散光的度数,可以让他们用眼生物测量的结果来向你保证,"近视减少 300 度,眼轴变短大约 1 毫米",到时估计就不敢保证了。所以还是面对现实,到正规医院检查后根据医生的建议,科学地防控近视吧。

第十七节　近视或散光的孩子和家长们为什么容易被"忽悠"？

很久以前，记得是我上初中的时候，那时我刚开始近视，家人曾经斥资给我买过一款"治疗"近视的"神器"（下图），价格要好几百元。这款所谓的"神器"其实就是有很多"小孔"的塑料片，它利用了光学中的小孔成像原理，可使成像（看远处时）更清晰，从而产生"提高视力"的假象。

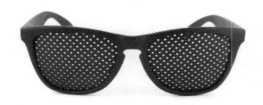

因为没有用"镜片"，所以这款"神器"就宣称可以"治疗"近视。更可笑的是，我所在的班级里还不止我一个人戴。当时上课时，老师问我们："你们为什么上课戴个墨镜？"我们回答说："老师，这不是墨镜，是治疗近视用的。"然后老师就没再问了。后来的结果是，所谓"治疗"近视的"神器"根本就没用，近视度数还是不断地加深。过了不到一年，学校里就再也没有人戴这种"有小孔的塑料片"了，该戴眼镜的都戴上了眼镜。也就是说，我们都被所谓"治疗"近视的给"忽悠"了。

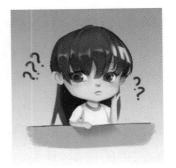

现如今，几十年过去了，"儿童和青少年（18岁以下）的轴性近视或散光只能矫

正而无法治愈"这个科学结论（成年人的散光可通过激光手术治愈），早已通过各种媒体进行了大量地、反复地宣传和报道。然而，作为一名眼科医生和验光师，我还是会遇到近视或散光的孩子和家长们，被"忽悠"着去"治疗"近视或散光。而且，所谓"治疗"近视或散光的机构和产品也总是会"野火烧不尽，春风吹又生"，这究竟是为什么呢？

原因一　近视和散光的发病率高且市场庞大

从某种意义上讲，近视是人类进化的表现，看近多了自然就会近视。换句话说，现代社会想要不近视是件很难的事情。据最新统计，我国儿童和青少年的近视和/或散光发病率已超过50%，而且发病率还有越来越高的趋势。这么庞大的近视和散光市场，如果不进行持续的规范和管控，肯定会出现一些"乱象"。

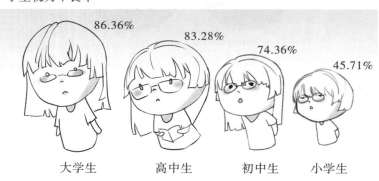

学生视力不良率

86.36%　83.28%　74.36%　45.71%

大学生　　高中生　　初中生　　小学生

原因二　眼视光学的复杂性

眼科学和视光学本来是两个相对独立的学科，由于联系越来越紧密，现已融合发展成为眼视光学。眼视光学较复杂，就拿看似"最简单"的查视力来说，其检查结果就会受到很多因素影响，包括视力表是否标准，眼睛离视力表的距离是否为 5 米，视力表亮度和对比度的强弱，看视力表时是否眯眼，环境光线强度对瞳孔大小的影响,对视力表是否熟悉(有些孩子能把视力表默背下来),是否受过模糊认知能力的训练(不是提高视力)等。在这些方面稍动手脚,视力的检查结果就会差别很大,想"忽悠"着提高几行视力是件很轻松的事情。

所谓的按摩疗法不能"治疗"近视或散光,更多详细内容请参阅本书中题目为"'学校附近的店'和'正规医院'"的章节。此外,按摩眼球相当于揉眼,长时间揉眼会对眼睛造成伤害,是眼科医生最反对的事情。所谓的各种"敷""灸"和"熏",其原理都是热敷或刺激眼部,可能会产生暂时轻度提高视力的假象,若长期使用会对儿童和青少年的眼睛产生不利影响。还有各种"治疗"近视或散光的汤药,其疗效我只能给两个字"忽悠"。

原因三　孩子和家长们不切实际的执念

孩子和家长们不切实际的执念是什么？就是想尽一切办法不戴眼镜或期望近视能够治愈。这些执念会被人利用,或者说商家就会迎合这些心理,想出各种办法和话术进行"忽悠",加之眼视光学的复杂性,有的时候就连商家自己都信了。

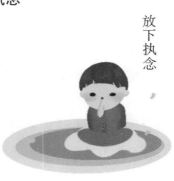

放下执念

孩子和家长们有时也会自欺欺人,加之各种所谓的"高科技"产品或"高大上"的训练方法,也情愿被"忽悠"。甚至即使知道自己被"忽悠"了,最终也都不再计较,然后就不了了之了。

原因四　"治疗"近视或散光的利润高和风险低

所谓的"治疗"近视、散光的"高科技"产品或"高大上"的训练方法大多是"换汤不换药",都是改一下包装或换一个名字的"老套路",成本不高,利润自然也不低。而且"治疗"近视、散光也不会治出人命,大不了稍微退点钱,最终也都能解决,所以风险低。

总之,近视或散光的发病率高和市场庞大、眼视光学的复杂性、孩子和家长们不切实际的执念、"治疗"近视或散光的利润高和风险低是目前孩子和家长们容易被"忽悠"的主要原因。针对屈光不正(近视、远视、散光),经过眼视光医生和社会各界的不懈努力,国家和地方政府最近出台了很多文件和管控措施,所以如果再投资所谓"治疗"近视或散光估计是要赔本的。想要投资庞大的眼视光产业,须根据政府的政策和眼视光医生的建议,选一些更靠谱的项目进行投资,这样才能经济效益和社会效益双丰收。

第十八节　什么灯最护眼?

通常认为,高频闪值的灯对眼睛不好。低频闪值的灯对眼睛会好一些。

有个方法可粗略辨别高频闪值灯和低频闪值的灯,通过手机的视频拍摄功能对着灯看一下,"有手机可见频闪"的灯可认为是高频闪值的灯,"没有手机可见频闪"的灯是可以认为是低频闪值灯。

众所周知,青少年课业负担重,写作业经常会写很久,晚上写作业就必须有灯,有些家长就担心有些灯对孩子的眼睛不好。有商家就设计出各式各样的护眼灯,主打的就是无频闪或无可见频闪,还有 LED 和防蓝光之类的等功能。那么,低频闪值的灯,也就是"没有手机可见频闪"的灯有防控近视的作用吗?有护眼的作用吗?

首先,引起青少年近视的主要原因是用眼过度,尤其是室内无自然光线的近距离用眼过度。美国顶级眼科杂志的一篇文章,在总结了 6000 多篇论文后(涉及 16 种儿童近视防控方法)得出结论,预防近视发生和控制进展的三大法宝是:①阿托品滴眼液;②角膜塑形镜;③每天超过 2 小时或每周超过 14 小时且有"自然光线"的户外活动。16 种儿童近视防控方法中没有提到护眼灯。最经济且无副作用的方法是每天超过 2 小时或每周超过 14 小时,且有足够亮度的"自然光线"的户外活动。

其次,人眼感知不到的频闪对人眼应该是没有伤害的。电灯频闪的原因由于日常用电都是交流电,电灯中质量较好的镇流器可降低频闪值,因此"护眼灯"只是消除了"手机可见频闪"。况且,有没有"手机可见频闪"和防控近视没有关系。如果从接近自然光线的角度讲,最接近自然光线的应该是白炽灯,而不是 LED 灯。

"护眼灯"到底有用吗? 答案是,预防视疲劳可能有效,防控近视无效。有些"护眼灯"的光源设计成一排或两排灯泡,或者是圆圈状的光源,这样的照明有似"手术无影灯"的效果,可减少书本的反光和阴影,可能会降低视疲劳的发生率。如果是看容易引起反光的纸张,用这种"无影灯"设计的"护眼灯"会好一些。

那么问题来了,为了防控近视,什么灯最护眼呢?

第一个答案是:无灯! 这个"无灯"有两个含义,一是没有什么灯是最护眼的,不要盲目相信所谓的"护眼灯";二是最好的护眼方法是尽量减少在灯下的用眼时间,增加有足够亮度自然光线的户外活动时间。

那么问题又来了,如果无法减少灯下用眼时间,应选择什么灯呢? 那么第二个答案就是:应选择可调光线明暗度的"白炽灯或无影灯",而且不应只开台灯,整个周围的环境都应该亮一些。

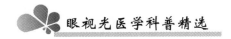

第十九节　如何解决"教室座位"和"视力"之间的问题？

2019 年中央电视台春节联欢晚会的语言类节目,我觉得演得最好的是小品《占位子》。如果满分 10 分,我给《占位子》这个小品打 9.5 分。为什么不是 10 分呢？因为,从眼科医生的角度看,"教室座位"和"视力"之间的问题还没有解决。要科学地解决"教室座位"和"视力"之间的问题,需要从以下 4 个方面来考虑。

1. 弱视　弱视可简单地理解为,无眼部器质性病变的情况下,最佳矫正视力达不到 0.8 以上(对数视力 4.9 以上)。有弱视的孩子,如果离黑板太远的话,即使戴最合适度数的眼镜,可能还是看不清黑板上的字,这样既不利于学习,也不利于弱视治疗。因此,在戴最合适度数眼镜的前提下,有弱视的孩子,根据医院的弱视诊断证明,可以安排教室里靠前的位置。需要强调的是,弱视必须坚持正规治疗和定期每半年复查。早发现和早治疗是解决弱视问题的关键,更详细内容请参阅本书中题目为"弱视(尤其单眼弱视)是危害儿童视力发育的'讨厌鬼'"的章节。在弱视治愈后,就应按正常学生对待了。

2. 近视　据小品《占位子》中描述,小学二年级一班的学生中,有一个是屈光参差性近视(左眼 300 度,右眼 1600 度),另一个是中度近视(双眼 400 度)。屈光参差性近视的左眼 300 度,可戴框架眼镜矫正,而右眼 1600 度属于超高度近视,而且可能是病理性近视,需在医院验配硬性透气性角膜接触镜(RGP),这样双眼才能达到最佳的矫正效果。另外那个双眼近视 400 度的孩子,上课时应戴眼镜,在教室的位置不用特殊安排。需要强调的是,400 度的近视,对于小学二年级的学生来说,度数已经很高了,急需进行科学的防控,更详细内容请参阅本书中题目为"科学防控近视要记住18 个字"的章节。

3.强对比度的颜色　日常生活中有 3 对较常用的强对比度颜色,即黑色和白色,黄色和蓝色,红色和绿色。在离黑板相同距离的情况下,以强对比度颜色显示的文字和图画看起来应更"省力",否则看着可能会比较"费劲"。教室里黑色的"黑板"应配白色的字,白色的"黑板"应配黑色的字,绿色的"黑板"应该是深绿色的更好一些。如果使用多媒体或幻灯片进行教学的话,教室的光线不需要太亮,教学内容最好使用"强对比度颜色"以使学生看得更"省力"。如使用"黑板"进行教学,应是"磨砂面"的"黑板"好一些,可减少因光滑"黑板"反光引起的眩光(尤其是斜对着"黑板"的座位),同时教室的光线应亮一些以增强对比度。

4.离黑板的距离　座位离黑板近的优点是看着比较"省力",缺点是有可能近视度数很高时才会"被发现",后悔莫及。离黑板远的优点是一旦出现近视就很容易"被发现",可及时防控,缺点是看黑板上的小字可能会比较"费劲"。定期将教室的座位进行"乾坤大挪移"有助于早期发现近视。需要强调的是,最晚从 4 岁开始,定期每半年到医院的眼科去检查,是早期发现和防控近视的最好办法,而不是"乾坤大挪移"。

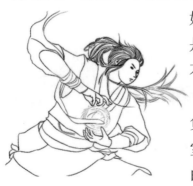

乾坤大挪移

总之,关心"教室座位"的家长都是负责任的好家长。在科学地解决了"教室座位"和"视力"之间的问题后,座位的位置真的不重要,应按照学校和老师的要求进行统一安排。要想孩子的成绩好,需要家庭、学校和老师的共同努力。

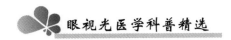
第二十节　揭秘"两掺儿"的混合散光

混合散光的患者或孩子的家长经常会问:"医生,我们这散光到底是近视,还是远视?"

医生通常会回答:"你这既不属于近视散光,也不属于远视散光,属于比较复杂的混合散光。虽然比较复杂,但不是太严重,按照我给你们制定的方案治疗就行了。"

一、什么是混合散光

散光根据性质(两条主子午线聚焦于视网膜的位置)可分为3类:近视散光(单纯近视散光和复合近视散光)、远视散光(单纯远视散光和复合远视散光)和混合散光(下图)。

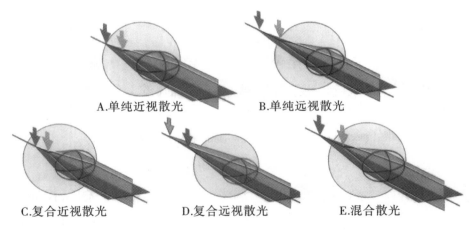

A.单纯近视散光　　　　B.单纯远视散光

C.复合近视散光　　D.复合远视散光　　E.混合散光

散光根据两条主子午线聚焦与视网膜的位置关系分类

混合散光是指眼球屈光力的一条主子午线聚焦在视网膜前(近视状态),另一条主子午线聚焦在视网膜之后(远视状态)。可简单地理解为,混合散光就是近视散光和远视散光的"两掺儿"。大家应该都明白"两掺儿"是啥意思吧?就像"胡辣汤掺豆腐脑"或者"太极八卦汤"。

混合散光的上述两条主子午线在眼内聚焦的焦线的中间有一个位置叫最小弥散圈(下图)。最小弥散圈如果在视网膜前,这时的混合散光就呈近视的屈光状态,本文将其定义为近视性混合散光(患者看近处时不太模糊,看远处时比较模糊或费力)。最小弥散圈如果在视网膜后,这时的混合散光就呈远视的屈光状态,本文将其定义为远视性混合散光(患者看近处时比较模糊或费力,看远处时不太模糊)。最小弥散圈如果恰好在视网膜上,这时的混合散光呈既不近视又不远视的屈光状态,本文将其定义为正视性混合散光(不是正视眼;患者看近处时比较费力,看远处时不是太清楚)。

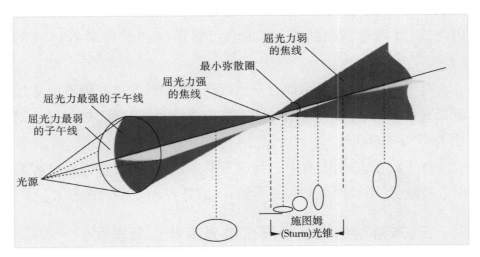

最简单的规则散光

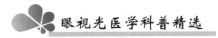

医学上,可以用等效球镜的数值来衡量混合散光的屈光状态,计算方法为近视或者远视的度数加上二分之一的散光度数。如果结果是负值,为近视性混合散光;如果是正值,为远视性混合散光;如果等于零,为正视性混合散光。混合散光在验光时,需利用散瞳来排除"假性"近视或"假性"远视对验光结果的影响,更详细内容请参阅本书中题目为"揭秘'假性'近视的假象"和"揭秘神奇的'假性'远视"的章节。因此,任何年龄的混合散光眼在初次验光后,一般均需散瞳后再次验光,更详细内容请参阅本书中题目为"将所有散瞳和散瞳药选择的问题一网打尽"的章节。

二、未矫治的近视性混合散光有什么危害呢?

对于尚处在视觉发育阶段的儿童来说,可能会导致弱视。如果有弱视,一般情况下,弱视应该不是很严重,弱视的治疗效果也比较好,但是随着年龄的增长,可能会更容易进展为"近视散光"。因此,需重视近视的防控,或在治疗弱视的同时要兼顾近视的防控。

对于青少年来说,可能会导致近视度数增长过快,需重点防控近视的进展,更详细内容请参阅本书中题目为"科学防控近视要记住 18 个字"的章节。

对于成年人来说,在看远处时容易影响视力,在看近处时容易引起视疲劳,需及时戴眼镜进行矫正,或选择屈光手术进行矫治。

三、未矫治的远视性混合散光有什么危害呢?

对于尚处在视觉发育阶段的儿童来说,可能会导致弱视。如果有弱视,一般情况下,弱视可能会比较严重,需尽早发现并进行规范的治疗,更详细内容请参阅本书中题目为"弱视(尤其单眼弱视)是危害儿童视力发育的'讨厌鬼'"的章节。在弱视治愈之前,不用太在意近视防控的问题。

对于青少年来说，随着课业负担的增加，可能会更容易进展为近视散光，导致看远不清楚，从而可能会影响学习，需及时戴眼镜进行矫正，并积极防控近视进展，更详细内容请参阅本书中题目为"眼镜到底该不该戴？什么情况下可以不戴眼镜呢?"的章节。

对于成年人来说，在看近处时更容易引起视疲劳和"老花"症状，从而可能更容易诱发青光眼和眼底缺血，需及时戴眼镜进行矫正。对于有青光眼家族史者，应注意筛查青光眼。对于有高血压和糖尿病的患者而言，更需要注意定期到眼科去查眼底。

四、未矫治的正视性混合散光有什么危害呢?

对于视觉尚处在发育阶段的儿童来说，如果导致弱视，一般情况下，弱视应该为轻度弱视，治疗效果也比较好，但轻度弱视往往不容易被发现，可能会导致错过弱视的最佳治疗时机，从而带来不必要的麻烦，需提高警惕。

对于青少年来说，如果没有觉得看不清楚，也没有视疲劳的症状，定期到医院复查就可以了。如果觉得看不清楚，或有视疲劳的症状，可能会更容易进展为近视散光，需及时戴眼镜进行矫正，并积极防控近视进展。

对于成年人来说，轻度的正视性混合散光在看远处时的视力一般都比较好，但较严重的正视性混合散光在看近处时可能更容易引起视疲劳，可滴用缓解视疲劳的滴眼液。需要的话，应及时戴眼镜进行矫正，或选择屈光手术进行矫治。

总之，"两掺儿"的混合散光比较复杂，不同屈光状态的混合散光，在不同年龄阶段，对眼睛有不同的危害，需要尽早发现并进行有针对性的矫治，才能尽量避免混合散光对眼睛造成的不利影响。

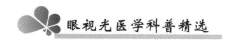

第二十一节 控制近视进展的低浓度 阿托品究竟该怎么用？

关于阿托品控制近视进展的原理,目前的科学研究认为,主要与阿托品使瞳孔扩大从而引起进入眼内的光线量增多,以及增加脉络膜血供等因素有关。因此,一般情况下,阿托品的浓度越高,控制近视进展的效果越好。

然而,任何药物在浓度过高或过量使用时都有可能会引起身体不适,阿托品也不例外。如果正常人局部或全身过量使用阿托品,可能产生的主要典型症状有:①扩张瞳孔,可引起畏光,如引起眼睛的前房角关闭可诱发眼压升高。②放松晶状体的调节力,可引起看近处时视物模糊。③解除小血管痉挛、改善微血管循环,可引起皮肤潮红。④抑制腺体分泌,可引起鼻咽和口腔的干燥感。⑤解除迷走神经对心脏的抑制使心率加快,可引起心慌。⑥抑制平滑肌收缩,可引起胃肠动力低下和排尿困难。

需要强调的是,阿托品是处方药,必须在医生指导下使用。如果有以上典型症状出现,表明对阿托品比较敏感,或有过量使用的情况,应根据具体情况调整用药。如果患者有先天性心脏病、过敏性哮喘或闭角型青光眼等情况,应慎用阿托品。

1. 什么是低浓度阿托品?

虽然阿托品的浓度越高控制近视进展的效果越好,但浓度高了可能会引起不适,那么就需要把浓度降低。研究发现,降低至0.01%的浓度时,阿托品的不良反应就极少出现了,或者即使偶有出现也未引起任何不良后果。

最近的一项科学研究表明,不高于0.05%浓度阿托品的不良反应均较少,也就是说,0.01% ~ 0.05%浓度的阿托品滴眼液均可称为低浓度阿托品,简称低阿。

2. 滴用"低阿"足够安全吗?

关于"低阿"的安全性,一般认为,每天滴在眼睛上1~2次"低阿",吸收至全身的药量可以忽略不计,引起全身症状(口干、皮肤潮红、心慌、胃肠动力低下和排尿困难)的可能性几乎为零。而且,对于有近视的青少年来说,引起眼压升高甚至诱发闭角型青光眼的可能性也非常小。

在任何媒体和医学文献上也未报道过"低阿"理论上可能引起的上述不良反应,所以应不必担心。

3. "低阿"究竟该怎么用?

根据笔者经验并结合医学研究结论,现将"低阿"的用法总结如下。

学龄前,建议最迟到4周岁需到医院验光,如果发现有屈光不正(近视、远视、散光),进行散瞳验光后确诊为近视者,建议可滴0.01%的"低阿"防控近视,每天或隔日(每2天)晚睡前滴1次(每次一滴),并且必须每3个月定期到医院复查。

若屈光度明显低于同龄人的生理屈光度,或眼轴明显高于同龄人的生理值时,即使还未近视,如采取积极预防近视的态度,在密切观察的前提下,也可尝试滴用"低阿",具体用法须由医生决定。

年龄/岁	生理屈光度/D
≤3	+3.00
4~5	+1.50 ~ +2.00
≥6~7	+1.00 ~ +1.50
8	+1.00
9	+0.75
10	+0.50
11	+0.25
12	0

学龄期,如确诊为近视者,建议滴0.01%的"低阿",每晚睡前滴1~2次,每次一滴,如果滴2次的话,2次之间的间隔时间为5分钟左右。如次日晨起有畏光者,证明眼睛对阿托品比较敏感,控制近视进展的效果应更佳,不必过分担心。如畏光症状较明显者,如近视度数较低,可改为隔日(每2天)晚睡前滴2次。如近视度数较高,畏光症状可耐受者,建议继续坚持滴;如畏光无法耐受者,可改为隔日(每2天)晚睡前滴2次。需定期每3个月复查,如近视进展过快(每半年进展超过50度),建议次日晨起再加滴1次0.01%"低阿",或逐步提高"低阿"的浓度(如果能获取较高浓度"低阿"的话)。

4."低阿"到底滴多久?

医学研究表明,年龄在12岁之前和女性,近视度数可能更容易长。因此,有近视的女孩子,建议"低阿"至少滴到12岁。近视度数进展较缓慢的男孩子,根据定期复查情况,12岁之前可酌情停药。停药后须定期复查,必要时应再继续滴。

5.滴"低阿"时的刺激感该如何处理?

滴"低阿"时的刺激感("辣"的感觉)因人而异,不同的制药机构的产品"辣"的感觉也可能不同。如滴"低阿"时感觉"辣",可尝试先滴一下人工泪液。如果滴人工泪液时也觉得"辣",应该是眼睛比较敏感,可以耐受的话,建议继续滴"低阿"。

如滴人工泪液时不觉得"辣",可在滴人工泪液后隔几分钟再滴"低阿","辣"的感觉应该会明显减轻。也可尝试更换不同制药机构的"低阿"产品。孩子的家长可"以身试药",以尽量找到"不辣"的滴药方式。

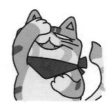

6."不辣"也不一定是好事

瓶装的"低阿"在开瓶后,时间久了药物的有效成分可能会逐渐分解,造成药物浓度降低,甚至失去药效。因此,瓶装的"低阿",如果刚开始滴着"辣",滴了几天就"不辣"了,有可能是眼睛已经适应了,也有可能是药物浓度明显降低了。

为保证药效,家长也可"以身试药",如果家长在滴了一只眼睛后,瞳孔没有扩大或者眼睛没有任何反应,证明药品可能已失效。

总之,在医生的指导下,"'低阿'该滴直须滴,莫待近视进展空叹息"。孩子的家长可"以身试药",以尽量确保滴用"低阿"的舒适性和有效性。

第二十二节　眼科医生和护士经常被问到的6个眼视光问题

现代社会由于经常地过度用眼,使得眼科疾病和视光方面的问题(简称眼视光问题)已司空见惯。与其他疾病不同,大多数常见的眼视光问题都比较"阳春白雪",聚会时拿出来聊一聊并不会觉得"尴尬"。因此有眼科医生和护士参加的聚会,眼视光问题往往会成为聊天时的热点话题,既活跃了聚会气氛,又解答了实际问题,一举两得、皆大欢喜。

虽然大多数眼视光问题都不太严重,但还是比较复杂的。现将我在聚会聊天时经常被问到的六大眼视光问题总结如下。

1. 老花眼怎么办?

随着老龄化人口的增加和智能手机的普及,老花眼已成为中老年人聊天的热点话题。老花眼主要是因为年龄增长到40、50岁的时候,眼睛内部负责调节"焦点"和"光圈"的晶状体、睫状肌和

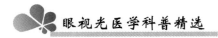

瞳孔括约肌的弹性和收缩力发生不同程度的下降，从而出现看近处不清楚或者比较费劲的"老花"症状。

其实老花眼本身并不复杂，但如果除了老花眼，眼睛还伴有不同程度的近视、散光或远视，加上有些人的右眼和左眼的度数还不一样，那情况就比较复杂了。解决办法是，最好先到医院验光，如果双眼只是单纯的老花眼，买一副比较便宜的老花镜戴就行了。如果伴有较高度数的近视、散光或远视，或者双眼的度数明显不一样，那就需要定配最合适度数的眼镜了，当然价格也就不会太便宜了。如果需要定配一副看远和看近都比较清楚的多焦点老花镜，可能就比较贵了。

此外，老花眼还可以做手术，经过详细的术前检查和精心的手术设计后，也可以达到比较好的术后效果。

2. 近视眼怎么办？

现代社会，想要不近视，是件比较难的事情。近视眼是儿童和青少年的父母非常关心的话题。大多数近视是眼球变长的轴性近视，变长的眼轴是不能再缩短的，就像长高的个子不能再变矮一样，所以近视一般不能被治愈。

高度近视（尤其是病理性近视）对眼睛的伤害比较大，不能任其发展。因此，确诊为近视后，对于儿童和青少年来说，接下来主要的任务是要尽量控制长度数。引起近视的主要原因是近距离的用眼过度，所以为了尽量控制长度数，需要尽量少看近和多看远。具体方法可总结为 18 个字"出去遛，少看近，定期查，配眼镜，阿托品，塑形镜"，更详细内容请参阅本书中题目为"科学防控近视要记住 18 个字"和"揭秘'假性'近视的假象"的章节。

低度近视的话，眼镜可以不经常戴；中度和高度近视的话，眼镜要经常戴，更详细内容请参阅本书中题目为"眼镜到底该不该戴？什么情况下可以不戴眼镜呢？"的章节。18 岁之后如果不想戴眼镜,可以选择做手术摘掉眼镜。

3.有些眼科医生为什么不做近视手术?

"近视手术"在医学上称为屈光手术。屈光手术可以矫治近视、散光和远视。屈光手术属于选择性手术,换句话说,不想或不能戴眼镜就选择做手术,想戴眼镜就选择戴眼镜。屈光手术目前已经很成熟和先进了,手术风险和术后复发概率也很低。一般情况下,医院屈光手术科的医生和护士,有一半的人都已经做了屈光手术,有四分之一的人不需要做手术,还有四分之一的人选择暂时不做手术或经过检查后发现不能做手术。

屈光手术有点像整形美容手术,不是每个整形科的医生都把自己整整的。屈光手术对眼睛的影响很小,万一以后得了其他眼病,一般也不会影响后续的诊断和治疗。而且,许多"隐秘的眼病"只有通过屈光手术的术前检查才能查得出来。所以,不管做不做屈光手术,都建议去医院做一下屈光术前检查,更详细内容请参阅本书中题目为"发现那些隐秘的眼病,每个人都应该做一次屈光术前检查"的章节。

4.眼睛干涩和疲劳怎么办?

眼睛干涩和疲劳的主要原因是用眼过度。轻度的眼睛干涩和疲劳很好解决,少用眼多注意休息就行了,必要时可以滴用人工泪液。如果有老花、近视、散光或远视,戴合适的眼镜有助于缓解眼睛干涩和疲劳。某些人戴"防蓝光眼镜"也有缓解眼疲劳的作用,更详细内容请参阅本书中题目为"防蓝光眼镜买来戴,是'交智商税'吗?"的章节。

需要说明的是,就像明明知道"减肥就要少吃多运动一样",明明知道眼睛干涩和疲劳要少用眼多注意休息,但实际上却很难做到。所以对有些人来说,轻度眼睛干涩和疲劳的症状属于"不治之症"。如果感觉眼干涩和疲劳的症状比较严重和顽固,就要到医院

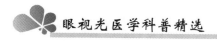

检查后进行综合分析和治疗了。

5.眼痒或者总喜欢眨眼和揉眼怎么办？

眼痒或者总喜欢眨眼和揉眼可能是过敏性结膜炎、倒睫、干眼症或视疲劳。轻者注意休息，滴人工泪液或抗过敏的眼药水就行了。严重者需要到医院看，医生会根据情况开更对症或药效更强的药。

需要强调的是，偶尔轻轻地揉眼一般没关系，但经常使劲揉眼对眼睛的伤害比较大，可能会引起圆锥角膜等严重的眼部疾病，所以一定不能经常使劲揉眼睛，更详细内容请参阅本书中题目为"你的眼睛过敏了吗"的章节。

6.飞蚊症或玻璃体混浊怎么办？

轻度的飞蚊症（也就是感觉眼前有像"蚊子"一样的东西飘来飘去）或玻璃体混浊一般不用处理，注意休息后可能会缓解，有可能不会完全消失，但也不必太在意。如果是半透明的飞蚊症，并且一直在飘来飘去，应不必太担心。然而，如果感觉眼前是不透明的且固定不动的"黑块"，或者感觉有像窗帘一样的视物遮挡感，就有可能是眼底出血或视网膜脱离了，应及时到医院就诊。中度或重度的飞蚊症，到医院排除眼底出血或视网膜脱离等眼病后，如果觉得影响正常生活，可在眼科的门诊采取"激光玻璃体消融术"来消除飞蚊症的症状。

第二章

屈光手术实用科普

一直以来,矫治近视、远视、散光和解决老视问题的屈光手术都是大家关心的热点话题。屈光手术方式主要包括角膜屈光手术和眼内屈光手术。角膜屈光手术主要包括飞秒激光或准分激光手术,眼内屈光手术主要是指眼内镜植入术。除了手术方式的选择问题,大家对术前检查、术前准备、手术中的注意事项、术后护理和复查等问题也非常关心。

为此,我们根据有摘镜需求人群最感兴趣、特别关心和经常咨询的屈光手术相关问题,在参阅大量医学研究文献并结合临床经验的前提下,在本章节中予以详细、系统地解答。

第一节　为发现"隐秘的眼病",每个人都应该做一次屈光术前检查

在屈光手术中心,经常会有人来咨询近视、远视、散光是否能做手术的问题,医生通常会回答说:"从 17 岁到 50 岁,有近视、远视、散光的人如果不想戴眼镜,一般都可以做手术。目前的手术方式主要包括准分子、半飞秒、全飞秒和眼内镜。手术前需要进行全面、详细的检查,才能确定是否可以做手术。检查后,如果所有的手术方式都能做,可以自己选做哪一种。如果不能做,或者有些手术方式不能做,医生会根据情况再详细解释。"

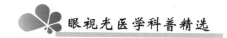
一、屈光手术的术前检查目的

1. 排查手术的禁忌证　能不能安全地进行手术。

2. 发现可能影响术后效果的眼部异常　手术后能恢复到多少视力。

3. 确定手术方式及参数　根据检查结果确定最适合每个人的手术方式和手术参数。

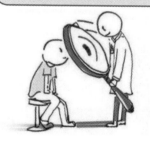

1. 能不能安全地进行手术

2. 手术后能恢复到多少视力

3. 最适合每个人的手术方式

术前检查

需要强调的是,某些屈光手术的禁忌证和可能影响术后效果的眼部异常通常既不痛也不痒,眼睛也没有明显的不适感,需要通过全面、详细的术前检查才能发现,本文将其统称为"隐秘的眼病"。其中有些"隐秘的眼病"须早发现早治疗,否则会对眼健康造成严重影响,甚至可导致失明。

因此可以这么说,人这一辈子不管做不做手术,都应该做一次彻底的屈光术前检查,以尽早发现那些"隐秘的眼病"。

二、"隐秘的眼病"

1. **倒睫**　可引起散光、结膜炎和角膜上皮水肿,严重者可导致角膜炎、角膜新生血管、角膜云翳等眼病。

2.弱视 弱视,尤其是单眼弱视比较隐秘,可严重危害视力和视功能,须尽早发现和治疗,更详细内容请参阅本书中题目为"弱视(尤其单眼弱视)是危害儿童视力发育的'讨厌鬼'"的章节。

3.圆锥角膜 早期的圆锥角膜非常隐秘,严重的圆锥角膜可导致失明。圆锥角膜是发生于角膜的一种扩张性疾病,发病率约1/2000,严重时角膜变薄呈锥形,最终可导致视力丧失。如疑似或确诊为早期圆锥角膜,则暂不宜行角膜激光屈光手术,需定期观察或进行相应的处理(比如行角膜交联术)。

4.角膜变性和营养不良 主要包括早期的带状角膜变性、Fuchs(富克斯)角膜内皮营养不良、颗粒状角膜营养不良、后部多形性角膜营养不良(PPCD)、虹膜角膜内皮(ICE)综合征等。

5.开角型青光眼 早期开角型青光眼的临床症状十分隐秘,被称为视力的"小偷",常通过屈光术前检查才能发现。开角型青光眼须尽早发现和治疗,严重者可造成不可逆的视功能损害,晚期可导致失明。

6.轻度晶状体混浊和角膜斑翳 屈光术前检查还经常发现轻度的晶状体混浊和角膜斑翳。某些类型的轻度晶状体混浊可发展为影响视力的白内障。角膜斑翳的原因可能是陈旧性的角膜外伤、单纯疱疹性病毒性角膜炎的后遗症等,更详细内容请参阅本书中题目为"狡猾的病毒会'潜伏',经常熬夜和感冒的人要注意"的章节。

7.视网膜变性、裂孔、视网膜脱离 周边视网膜的变性、裂孔和早期的视网膜脱离常无任何症状和不适,常需通过屈光术前检查的"散瞳看眼底"才能发现,如不及时处理和治疗可导致失明。

需要说明的是,每家医院的检查设备可能不一样,检查者和医生的经验和水平也不一样。虽然不同医院之间的检查结果可以互相参考,但一般不能以别家医院的检查结果作为制定手术方案的

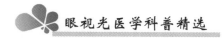

依据。想要在哪家医院做手术,须在做手术的医院进行全面、详细的术前检查。

第二节　关于近视性屈光手术,医生经常被问到的9个问题

1. 为什么有些眼科医生还戴着眼镜?

这很正常,近视手术属于选择性手术,换句话说,不想或不能戴眼镜就选择做手术,想戴眼镜就选择戴眼镜。近视手术目前已经很成熟和先进了,手术风险和术后复发概率也很低。调查结果显示,在选择行屈光手术的近视人群中,眼科医生和护士的

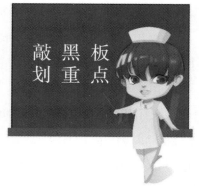

比例高于其他近视患者。医院的屈光手术科的医生和护士,一般至少有一半的人都已经做了近视手术,有四分之一的人不需要做手术,还有四分之一的人选择暂时不做手术或经过检查后发现不能做手术。

2. 几岁可以选择屈光手术?

有近视、远视、散光和老视(老花眼)者,如果不想戴眼镜,均可以选择通过屈光手术来摘掉眼镜,手术年龄一般为17～50周岁;如果是因为参军、上军校或警校等体检需提高裸眼视力,手术年龄可适当放宽。如果是为了治疗角膜病等眼部疾病,没有年龄限制。

3. 都有哪些手术方式可以选择?

目前常见的屈光手术有传统的准分子激光手术,包括超薄瓣(SBK)和表面切削(LASEK)手术;较先进的飞秒激光手术,包括半

飞秒(飞秒联合准分子,FS-LASIK)和全飞秒(SMILE)手术;还有眼内镜植入(ICL)手术。

4. 选择哪种手术方式最好?

一般情况下,以近视为例,800度以下首选角膜屈光手术(准分子和飞秒激光),1200度以上首选眼内镜植入(ICL)手术,800～1200度需根据眼部情况选择手术方式。到底首选哪种手术方式,需经过详细的术前检查和排除手术禁忌证后,医生才能给出具体的手术方式建议。

5. 都需要做什么检查? 在其他医院检查过了,还需要再检查吗?

需要至少两次验光、角膜地形图、角膜厚度、眼压、眼球生物学参数测量、眼部疾病检查等10余项术前检查,检查时间一般需要2小时。每家医院的检查设备可能不一样,检查者的经验和严谨程度也不一样,其他医院的检查结果可以参考,但不能作为手术依据,决定在哪家医院做手术,须在手术医院做详细的术前检查。

6. 手术费是多少?

一般情况下,传统的准分子激光手术不超过1万元;飞秒激光手术不超过2万元,眼内镜植入手术不超过4万元。以上说的是双眼的手术费用,单眼的手术费用减半。

7. 手术需要多长时间? 手术疼吗? 我很紧张,在手术中眨眼或配合不好怎么办?

手术过程只需10分钟左右。术前会用滴眼液对眼睛进行麻醉,手术过程中不会感到疼痛。手术时会用开睑器撑开眼睑,无法眨眼,眼睛被麻醉后也不会有眨眼的冲动。激光手术中激光的发射时间不到1分钟,这时不要紧张也无须紧张,术中尽量放松,盯着闪烁的手术灯光,手术进行中还会有几秒钟看不到闪烁的手术灯光,眼睛不要动就行了。

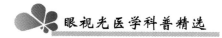
8. 手术后恢复需要多长时间？术后怎么保护眼睛？

术后第 1 天复查后，大多数患者就可以恢复正常生活了，上班、上学不受影响。少数需行准分子激光表面切削手术的特殊患者，术后需休息 1 周才可以上班、上学。术后 1 周内要预防感染：不要化眼妆，不能用力揉眼睛，洗浴时不要让水进入眼睛等。术后 1 个月内要避免眼部抵抗力的下降，也就是不要用眼过度，不要吃太辛辣刺激的食物，不能喝酒等。术后可戴墨镜避免强光刺眼和部分阻挡空气中的灰尘。按医嘱使用眼药水和定期复查也是保护眼睛的有效方法。

9. 手术安全吗？手术有后遗症吗？

手术很安全，已经过美国和中国卫生部门严格的审核和批准。手术后早期，有些人看近处有些费力或有眼睛干涩感等不适，按医嘱用药，上述症状一般都可缓解或消失。需要强调的是，虽然手术是安全的，但只要是手术都是有风险的，大医院的风险相对较低。首先你想要做手术，其次医生检查后认为你可以做手术，最后选择你相信的医生和医院做手术就行了。对手术适当的担心可以理解，过分的担心没有必要。

第三节　近视手术大比拼，谁会赢呢？

经常有人问："医生，哪种近视手术最好呢？"

医生一般总是回答："没有最好的，只有最合适的。"

在不考虑手术费用的前提下，这次咱们就以比拼的形式，来比较一下各种近视手术的优势和不足，供大家在选择"最合适"的手术方式时作为参考。

目前主要的近视手术如下。

1. LASEK 手术(角膜上皮下的准分子激光角膜磨镶术)。

2. TPRK(经角膜上皮的准分子激光角膜磨镶术)。

3. SBK-LASIK 手术(板层刀制瓣+准分子激光原位角膜磨镶术)。

4. FS-LASIK 半飞秒手术(飞秒激光制瓣+准分子激光原位角膜磨镶术)。

5. SMILE 全飞秒手术(飞秒激光小切口基质微透镜取出术)。

6. ICL 手术(眼内镜植入术)。

Round 1(回合1):LASEK 与 TPRK(二者都属于表层手术)。

▶ LASEK

(1)优势:操作简便,任何准分子激光设备均可实施该手术。

(2)不足:术后恢复较慢,术后 5 天内眼部刺激症状较明显,术后最少需滴 3 个月眼药。近视度数太高者不建议采用该手术。

▶ TPRK

(1)优势:操作简便。术后恢复较 LASEK 稍快。

(2)不足:需特定准分子激光设备才能实施该手术。术后恢复较慢,术后 5 天内眼部刺激症状较明显,术后滴眼药最少需 3 个月。近视度数太低者不建议采用该手术。

比拼结果:平局。通常,二者不会在同一家医疗机构出现。

Round 2(回合2):SBK-LASIK 与 FS-LASIK(二者都属于有角膜瓣的手术)。

▶ SBK-LASIK

(1)优势:恢复快,任何准分子激光设备均可实施该手术。

(2)不足:角膜"偏薄"者不建议采用该手术方式。

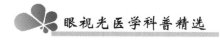

►FS-LASIK

（1）优势:恢复快。在角膜瓣的制作方面,FS-LASIK 比 SBK-LASIK 更精准。

（2）不足:需飞秒激光设备。角膜"太薄"者不建议采用该手术方式。

比拼结果:FS-LASIK 略胜一筹。

Round 3(回合3):SMILE 与 ICL(二者都属于小切口手术)。

►SMILE

（1）优势:手术切口小,恢复快。

（2）不足:角膜太薄,度数太高,度数太低者不建议采用该手术。

►ICL

（1）优势:不需消融角膜,更适合 1200 度以上的近视。

（2）不足:属内眼手术,需密切随访,度数较低者不建议采用该手术。

比拼结果:二者都是有修养的绝世高手,互相敬重。

Round 4(回合4):SMILE 与 FS-LASIK。

►SMILE

（1）优势:手术切口较 FS-LASIK 小,术后眼部刺激症状较FS-LASIK 轻。

（2）不足:角膜太薄,度数太高,度数太低者不建议采用该手术。

►FS-LASIK

（1）优势:消融角膜较 SMILE 少。

（2）不足:在眼部受到较严重外伤时,愈合的角膜瓣有移位的可能。

比拼结果:平局。

Round 5（回合5）：FS-LASIK 与 ICL。

▶FS-LASIK

（1）优势：恢复快，对术后随访要求不高。

（2）不足：近视超过1200度者不建议采用该手术。

▶ICL

（1）优势：不需消融角膜，更适合近视1200度以上者。

（2）不足：前房深度较浅者不建议采用该手术。

比拼结果：二者优势互补。800度（近视+散光）以下者首选FS-LASIK；1200度以上首选 ICL；800~1200度者，需根据术前检查结果和手术目的来决定（有"体检视力"需求者，目前不适合 ICL 手术）。

总之，最终的赢家应该永远是患者（有摘镜需求的人群）。有经验且有责任心的医生会根据术前检查结果、手术目的、现有手术设备等因素进行综合分析，从而向患者建议"最合适"的手术方式。患者可根据医生的建议和家庭经济条件等因素，来选择"最适合"自己的手术方式。

第四节　关于屈光手术，医生在网上被咨询到的各种问题

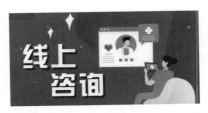

1.月经期可以手术吗？怀孕或产后哺乳期能做手术吗？

无明显身体不适的话，女性月经期可以手术。怀孕或产后哺乳期妇女属于手术相对禁忌证；屈光手术对全身其他器官几乎没

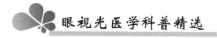

有影响,但手术后需滴用抗生素和糖皮质激素滴眼液,虽然滴眼液对胎儿和乳汁的影响可以忽略不计,但出于安全考虑,而且怀孕或产后哺乳期妇女身体情况也不稳定,可能会影响术后眼部的恢复,因此不建议手术。

2. 瘢痕体质能做手术吗?

瘢痕体质可以做板层手术(LASIK 和 SMILE 术),应该也可以做眼内镜植入术(ICL 术)。需要强调的是,皮肤受伤后容易留疤,不一定就是瘢痕体质。如果确诊为瘢痕体质,瘢痕体质是表层手术(PRK、LASEK、Epi-LASIK 和 TPRK 术)的相对禁忌证,如果只能做表层手术的话,在做完详细的术前检查后,由医生来决定是否能做手术。

3. "医保"或"商业保险"可以报销手术费吗?

不能。屈光手术一直都属于全自费项目。而且,屈光手术属于选择性手术,商业保险应该也没有针对屈光手术的保险项目。

4. 为什么做完手术当天有些人眼睛很痛,有些人不痛?眼睛是睁着,还是闭着?

每个人对痛觉的敏感度是不同的,术后当天眼痛是正常的,不痛的话更好。实在是很痛的话,可以吃一片或两片镇痛药,注意不要空腹吃。眼睛想睁就睁着,不想睁就闭着。要轻睁轻闭,不要揉眼睛。

5. 术后当天发现"白眼珠"上有少量的红色斑块,是怎么回事?

可能是轻微的结膜下出血,少数术眼可能会出现,对手术效果没有影响,不必担心,一般2周内消失。

6. 术后能洗澡、洗头、洗脸吗?需要点多少天眼药水?

只要不把水弄到眼里去,术后可以洗澡、洗头、洗脸。术后3天内不建议洗淋浴,主要还是担心把水弄到眼里去,从而增加感染的风险。一般术后眼药水需点够1个月,并按医嘱在术后1周后逐渐减量。表层角膜屈光手术后需要点 3 个月左右的眼药。

7. 术后多久可以化妆、纹眉、做双眼皮手术、戴美瞳？

术后 3 天内最好不要化妆，术后 1 周之内不要化浓妆、不要化眼妆，术后 1 个月之内最好不要纹眉，术后 3 个月之内不建议做双眼皮手术，术后 6 个月之内不能戴美瞳。

8. 术后可以体能训练、体能测试、慢跑、健身吗？术后多久可以游泳、潜水？

术后可以进行体能训练、体能测试、慢跑或健身，注意眼部不要受伤，但术后 1 周内不建议做用力憋气的俯卧撑、仰卧起坐或推杠铃等无氧运动。术后 1 个月之内不能游泳，术后 3 个月内不能潜水；游泳或潜水后可以滴 1 次抗生素眼药，以预防感染。游泳或潜水时，不要用力压迫眼球、不要使劲揉眼睛。

9. 术后多久能看书、玩手机、熬夜？

术后 1 周内要尽量注意休息，可以短时间地看书、看手机，不能熬夜。术后 1 个月内都不能玩手机。

10. 术后有什么"忌口"吗？能喝酒吗？可以抽烟吗？

术后 1 周内，不要吃太辛辣和特别刺激的食物，不能喝酒。术后 1 个月内不能抽烟。术后 1 个月之后，如果再问医生"能抽烟吗？"，因为抽烟不利于身体健康，医生的回答永远是"不能"。

第五节　屈光手术后视力能恢复到多少？什么是术后目标屈光状态？

在屈光手术中心，会经常有人问："医生，我手术后的视力能恢复到多少？能看到 1.2 或 1.5 吗？"

矫治近视、散光、远视的手术统称为屈光手术。屈光手术后的

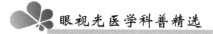

视力到底能恢复到多少？术后是否和如何能获得"超级视力"？这是大家都非常关心的问题，也是两个既简单又复杂的问题。本文先讨论"术后视力到底能恢复到多少"，后续内容请参阅本书中题目为"屈光手术后，是否和如何获得'超级视力'？"的章节。

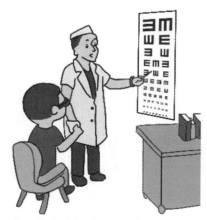

首先需要说明的是，通常所说的"视力"是指看远处时的"远视力"。医学上所说的"视力"不仅包括"远视力"，还包括看近处时的"近视力"。一般情况下，不低于0.8（小数记录法）或4.9（对数5分记录法）的术后裸眼"远视力"不会影响正常生活。单眼能看到0.8的话，双眼一起看时应该能看到1.0。参军、招警、考军校或公务员等体检时的裸眼"远视力"要求一般是0.6（小数记录法）或4.8（5分记录法），民航飞行员或空中乘务员对裸眼"远视力"的要求会更高一些。

那么，屈光术后的视力到底能恢复到多少呢？主要应从"术前的最佳矫正视力"和"术后目标屈光状态"两方面来判断。

一、术前的最佳矫正视力

在验光结果比较准确的前提下，一般情况下，术前验光的最佳矫正视力越好，也就是戴最准确度数眼镜的视力越好，术后的视力应该也越好。

虽然屈光手术的风险很低，手术的预测性一般也很好，大多数人术后的视力也都能达到（甚至超过）术前验光的最佳矫正视力。但是一般情况下，医生还是只会保守地估计术后裸眼视力应该不低于术前最佳矫正视力的"八成"。也就是说，如果术前最佳矫正视力是1.0，虽然大多数人术后的裸眼视力应该都能达到1.0或更好,但医生一般只会保守地估计术后裸眼视力应该不低于0.8,很少有医生会保证视力可达到1.0或更好。以此类推,如果术前最佳矫正视力是0.8,医生一般只会保守地估计术后裸眼视力应该不低于0.7。

二、术后目标屈光状态

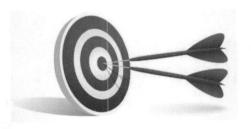

屈光手术的主要目的是摘掉眼镜,并且尽可能地达到术后目标屈光状态。比较理想的术后目标屈光状态是指,术后不仅看远处时比较清楚,而且看近处时也比较清楚和舒服。医生会根据每个人的具体情况,采取"做足""做够"或"做欠"来达到比较理想的术后目标屈光状态。"做足"是指术后呈轻度过矫的屈光状态,"做够"是指术后呈既不欠矫也不过矫的屈光状态,"做欠"是指术后呈轻度欠矫的屈光状态。

一般情况下,年龄在35岁以下时,眼睛的调节能力比较正常,术后看远处比较清楚的话,看近处时也应该比较清楚,也就是说术后"远视力"比较好的话,"近视力"也比较好;35~45岁,眼睛的调节能力会变得弱一些,术后看远处时比较清楚的话,看近处时可能会比较费力,也就是说"远视力"比较好的话,"近视力"可能会受到影响;超过45岁,术后看远处时比较清楚的话,看近处时可能会出现"老花"症状,也就是说"远视力"比较好的话,"近视力"可能就不太好了。

因此,如果是近视眼,单独地只考虑年龄这一个因素的话,一般情况下,35岁以下建议"做足",35~45岁建议"做够"就行了,45岁以上建议"做欠"一点。也就是说,年龄超过35岁的话,术后不要只片面地追求看远处时清楚的"远视力",还要考虑兼顾看近处时比较清楚和舒服的"近视力",一般情况下术后单眼的裸眼"远视力"不低于0.8就行了,这样才能尽可能地保证看远处和看近处时都比较清楚和舒服。

实际上,除了年龄这个因素以外,手术医生会还会根据术前的屈光状态、术后是否容易回退、手术目的和主导眼情况(是右撇子眼,还是左撇子眼),以及工作、学习、生活中的用眼习惯和需求等多种因素,来综合分析并设定合理的手术参数,从而尽可能地达到比较理想的术后目标屈光状态。

总之,术后视力到底能恢复到多少,需要医生根据详细的术前检查结果才能基本确定。医生术前会根据多种因素来综合分析并制定合理的手术方案,以尽量达到比较理想的术后裸眼视力和目标屈光状态。

第六节　屈光手术后,是否和如何获得"超级视力"?

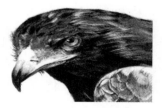

一般情况下,正常的裸眼远视力应达到1.0(小数记录法)或5.0(5分记录法),不低于0.9的视力也属于正常视力,不低于0.8的视力不会影响正常生活。

通常所说的术后"超级视力"是指术后达到1.2、1.5,甚至2.0的裸眼远视力。本文所说的术后"超级视力"还包括术后的裸眼视力超过术前戴眼镜的最佳矫正视力。

一、术后是否获得"超级视力"与什么有关呢？

1. 术前屈光不正（近视、远视、散光）的度数越低，术后获得"超级视力"的可能性越大。

2. "加镜片"的眼内镜手术（有晶状体眼人工晶状体植入术）比"减镜片"的激光角膜屈光手术（准分子、半飞秒、全飞秒），术后获得"超级视力"的可能性大。

3. 术前瞳孔直径越小、瞳孔越圆、卡帕角越小，术后获得"超级视力"的可能性越大。

4. 术前的全眼散光或角膜散光越规则、全眼的高阶像差越小、术中眼球旋转的角度（静态旋转和动态旋转）越小，术后获得"超级视力"的可能性越大。

5. 术前经常戴眼镜、所戴镜度数较准确的人比术前不戴或不经常戴眼镜、戴镜度数不准确的人，术后获得"超级视力"的可能性大。

6. 近视和/或散光眼比远视和/或散光眼、混合散光眼，术后获得"超级视力"的可能性大。

二、术后如何获得"超级视力"

1. 虽然"加镜片"比"减镜片"，术后获得"超级视力"的可能性大，但相对来说，"减镜片"要比"加镜片"的手术风险更低。因此，如果近视加上散光的度数不超过 800 度，应首选"减镜片"的激光角膜屈光手术来获得术后的"超级视力"。如果近视加上散光的度数超过 800 度，尤其是超过 1200 度，为了获得术后"超级视力"，应选择"加镜片"的眼内镜手术。

2. 如果术前瞳孔直径较大、瞳孔不圆或卡帕角较大，应采取扩大手术光学区、根据临床经验确定瞳孔中心的位置，以及设置较合理的卡帕角补偿参数等方式,来尽量获得术后"超级视力"。

3. 根据医生的判断,如果发现术前全眼散光或角膜散光明显不规则、全眼高阶像差较大或术中眼球旋转角度较大,应采取角膜地形图引导、像差引导或术中眼球旋转补偿等方法,来尽量获得术后"超级视力"。

然而,由于术前不规则散光、全眼高阶像差和术中眼球旋转的测量存在不确定性和不稳定性,一般情况下,可先采用常规方法进行手术。如果术后出现影响视力的残余散光和高阶像差,再根据术后较确定和稳定的检查结果进行二次增强手术,应该是获得术后"超级视力"的更合理的方法。

4. 如果术前不戴或不经常戴眼镜,又或者所戴镜度数不准确,可能会因为视网膜的功能尚未充分地发挥出来,或因为在术前验光试镜时对眼镜的不适应,从而导致术前验光时的最佳矫正视力较差。这种情况下应最少在常戴最合适度数眼镜的 1 个月后再次验光,以获得更好的术前最佳矫正视力,才能尽量获得术后"超级视力"。

5. 如果是远视和/或散光眼,以及混合散光眼,由于其激光的切削模式与近视和/或散光眼的不同,甚至不同的手术设备其激光切削模式也有所不同,术后视力的可预测性和稳定性低于近视和/或散光眼,需通过扩大手术光学区或根据不同设备的激光切削模式总结出经验值,才能尽量获得术后"超级视力"。

第七节 "诺贝尔奖"与近视飞秒激光 手术到底是什么关系?

诺贝尔奖(The Nobel Prize)简称"诺奖",是颁发给有杰出贡献且"仍在世"的科学家,所以"诺奖"是想告诉广大科研人员,一定要注意身体健康,"活得够长"才能得诺奖。话题有点跑偏了,接下来回归正题。

2018年的诺贝尔物理学奖授予发明"光学镊子"的美国物理学家阿瑟·阿什金(Arthur Ashkin),以及开创了激光的"啁啾(英文 chirp,拼音 zhōu jiū)脉冲放大技术"的热拉尔·穆鲁(Gérard Mourou)和唐娜·斯特里克兰(Donna Strickland)。

啁啾脉冲放大(Chirp pulse amplification)技术和眼科的近视飞秒激光手术关系密切。啁啾是鸟叫的象声词。经过放大的激光脉冲,将其波形按音频形式转换后,会发出一种听起来像鸟叫的啁啾声。简单地讲,啁啾脉冲放大技术就是取一段短激光脉冲,在时间上拉长,把它放大,再重新压缩成短脉冲,脉冲的强度可随之急剧上升。最终达到时间非常短,但能量相对来说非常强的目的。

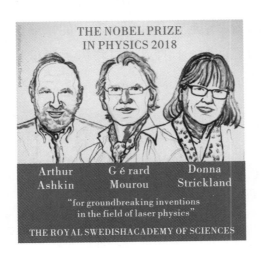

飞秒(femtosecond)是个时间的概念,1个飞秒等于1千万亿分之一秒,是的你没看错,1秒的时间被分成了1千万亿个飞秒。

飞秒激光(femtosecond laser)是一种利用了啁啾脉冲放大技术的红外线激光,其波长为1053 nm,持续时间非常短。飞秒激光可精准作用于眼组织,对周围组织的"副损伤"非常小。

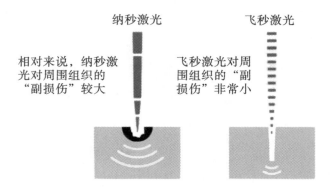

相对来说,纳秒激光对周围组织的"副损伤"较大

飞秒激光对周围组织的"副损伤"非常小

飞秒激光可透过并且不损伤角膜上皮层和前弹力层,在透明的角膜基质层内聚焦,起到类似于"隔山打牛"的效果,可瞬间在极小空间形成极高的能量密度,使组织电离并形成等离子体,通过光裂解爆破产生含二氧化碳和水的极微小的气泡,极微小气泡融合成线性切割和切开(下图),千万个极微小气泡再形成切割平面,经过计算机程序设计后,能制作出多种形状的切开,可将角膜组织制作成微透镜,然后通过较小的边切口将微透镜取出,就形成了全飞秒激光近视手术(简称全飞秒)。

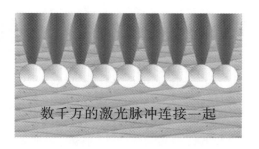

数千万的激光脉冲连接一起

接下来,让我们通过诺贝尔奖官方网站(https://www.nobelprize.org/)上的内容,来进一步了解飞秒激光屈光手术(以下内容和示意图均摘录于诺贝尔奖官方网站)。

近年来,飞秒激光在全世界范围内已临床应用于屈光手术矫治近视和散光。在 LASIK(准分子激光原位角膜磨镶术;参见下图)中,飞秒激光为制作角膜瓣提供了高精度,这是准分子激光进入和重塑角膜基质所必需的。由于采用了全程飞秒激光手术,不需要制作角膜瓣,因此为了去除激光切削的屈光微透镜,需要制作一个约 4 毫米或更小的切口。去除微透镜会改变角膜的形状,从而获得所需的屈光矫正。典型飞秒脉冲能量为 120 纳焦。

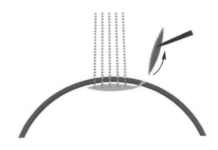

全程飞秒激光屈光手术程序的示意图(上图):虚线表示以相当低的脉冲能量 120 纳焦/脉冲,但是以超过 100 千赫兹的高重复率工作的基于啁啾脉冲放大技术的飞秒激光器的光束。激光束以半径递减的方式连续移动,也就是以螺旋方式向内移动。飞秒激光在角膜内形成一个微透镜状的待移除组织。激光还用于在角膜中创建小切口,通过该小切口机械去除微透镜。激光聚焦到几微米,因此产生微透镜的激光切削过程可以高精度地定位。透镜的直径一般约 6 毫米,中心的厚度约 100 微米。通过去除透镜使焦距向后延长,从而使焦点移到视网膜上来矫正近视。

阅读完上述全飞秒的内容,不想戴眼镜的你,要不要到医院检查一下,然后用获得诺贝尔物理学奖的先进技术摘掉眼镜呢?

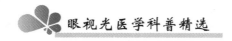

第八节　激光到底能不能治疗近视？

"激光一照,轻松治疗近视",您见过这样的广告吗？其实,这种说法是不对的。

"激光不能治疗近视,都是骗人的",您见过这样的"标题党"吗？其实,这种说法也是不对的。

那么,激光到底能不能治疗近视？到底要怎么说才算正确呢？

在门诊解释手术原理时,医生通常会这样说："人的眼睛很像照相机(下图),最前面是带度数的表蒙,叫角膜;中间有可调焦的镜头,叫晶状体;后面是成像的底片,叫视网膜。大多数人眼的近视是轴性近视,也就是眼球变长。近视眼看不清楚的话,要么戴框架眼镜,要么戴隐形眼镜,要么用激光把角膜做成镜片,也就是激光角膜屈光手术,要么把一个很小的镜片放到眼球里面,也就是眼内镜植入术。有散光的话也可以一起做掉。"说到这里,大部分人应该就听懂了。接下来,根据详细全面的检查结果,就可以选手术方式了。

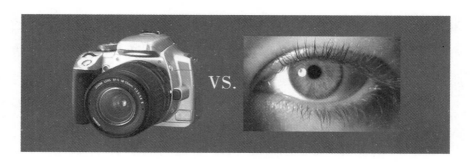

VS.

如果您还想继续问："那手术后近视就治好了,是吗",或者您是喜欢打破砂锅问到底的人,那么请接着往下看。

屈光不正包括近视、远视和散光。屈光手术是指以手术的方法改变眼的屈光状态，从而使外界物体在视网膜上清晰成像。如果眼睛有近视、远视或散光，近视度数需要用凹透镜来矫正，远视度数需要用凸透镜来矫正，散光需要用柱面透镜来矫正。

通常所说的屈光手术，主要指角膜屈光手术和眼内屈光手术。角膜屈光手术主要指激光角膜屈光手术，所用激光主要有准分子激光和飞秒激光。准分子激光术的原理是用激光消融去除很少量的角膜组织，飞秒激光的原理是在角膜基质内做 3D 切割后取出很少量的角膜组织，详细内容请参阅本书中题目为"'诺贝尔奖'与近视飞秒激光手术到底是什么关系？"的章节。与术前相比，术后的角膜可产生凹透镜、凸透镜或柱面透镜（或环曲面透镜）的光学效果，从而可达到"摘镜"的目的。眼内屈光手术主要指有晶状体眼的人工晶状体植入术，简称眼内镜植入术。眼内镜植入术是将非常小的高科技镜片植入眼内，也可达到"摘镜"的目的。

医学上的"治疗"一般是指针对病因进行处理。对于没有白内障和严重眼底病的人来说，近视、远视和散光的病因是眼轴异常（眼球过长或过短）或角膜曲率异常（角膜过于陡峭或平坦）。大部分人眼屈光不正的病因是眼轴异常（轴性屈光不正），目前主流的屈光手术是不能改变眼球长度的。屈光手术对轴性近视或远视只能起到矫正作用。有一小部分人眼屈光不正的病因是角膜曲率异常（曲率性屈光不正），或伴有角膜曲率异常的轴性屈光不正。因此，通过激光角膜屈光手术改变角膜曲率，可达到"治疗"曲率性屈光不正的目的。眼内镜植入术因为没有改变角膜曲率，所以对近视、远视和散光只能起到矫正作用。

此外，散光主要来自角膜（在排除白内障和严重眼底病的情况下）。从（微观的）光学角度看，正常角膜为横椭球形，中央近似球形。如果角膜中央光学区是长得像乒乓球一样的圆球面，角膜就

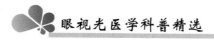

可能几乎没有散光,最终的主觉验光结果就很可能没有散光;如果角膜中央光学区是长得像橄榄球一样的椭球面(下图),角膜就会有散光,最终主觉验光结果的散光度数会比较高。如果用准分子激光或飞秒激光将椭球面的角膜消融或切削为近似圆球面的角膜,就可达到"治疗"散光的目的。

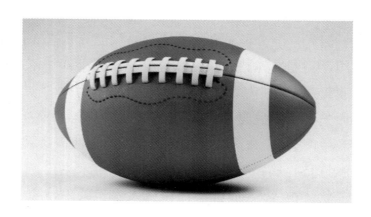

综上所述,既科学严谨又简洁的正确表达是,屈光手术可对近视、远视和散光进行矫正或治疗,简称"矫治"。由此可知,如果宣称屈光手术能"治疗"近视,是不正确的;相反的,如果恶意地说屈光手术"治疗"近视、远视和散光都是"骗局",同样也是不对的。只有科学、客观地认识屈光手术,才能选择最合适的屈光手术方式或"摘镜"方式,尽享"无镜"生活。

第九节　激光屈光手术中应怎样配合医生?

激光屈光手术(矫治近视、远视、散光的手术)安全且效果好,离不开术前精准的检查和主刀医生的经验,同样,术中患者的配合也很重要。激光屈光手术的一个优点是手术过程时间较短(双眼手术通常十几分钟),其中最关键的手术步骤在 30 秒左右;其特点是术中对患者配合的要求相对较高,如果患者配合不好,可能会影响手术效果。

虽然术前会进行手术宣教,绝大多数患者也都能较好配合,但对于第一次接受屈光手术的患者来说,对手术室环境的陌生和手术情景的不了解(也没必要太了解),加上有时难以控制的紧张情绪,使得患者配合的程度成为手术的不确定因素之一。

为尽量避免这一不确定因素对手术的影响,我们以德国蔡司 VisuMax 全飞秒激光和 MEL80 准分子激光手术系统为例(近视激光手术设备有很多品牌,基本大同小异),讲讲飞秒激光近视术中是什么情景,怎样配合医生,手术才能更顺利。

一、飞秒激光屈光手术中是什么情景?

需要强调的是,因为屈光不正(近视、远视、散光),尤其是高度屈光不正不戴眼镜时,在手术中看手术室的环境和设备时可能会比较模糊,所以其实大概了解一下就行,没必要了解得太彻底。

1. VisuMax 全飞秒激光系统(下图)。

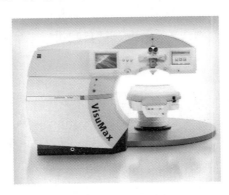

2. 平静地躺在手术台上后,在 VisuMax 全飞秒激光系统下看到的情景(手术显微镜和飞秒锥镜,下图)。

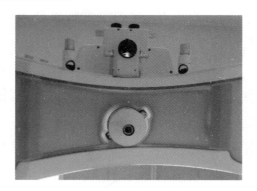

3. 手术床移动至飞秒锥镜下面看到的情景（要盯着白色的光环，下图）。

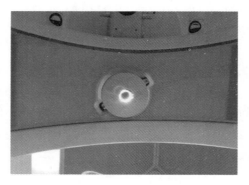

4. 飞秒锥镜慢慢靠近眼睛（下图），这时不要乱动也不要躲，锥镜会轻轻吸住眼球，然后开始激光扫描（时间在 30 秒以内），这时眼睛要保持不动。

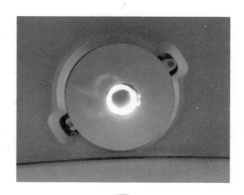

5.飞秒激光扫描结束后,手术床移动至手术显微镜下看到的情景(下图),然后医生会继续进行相应的手术操作。

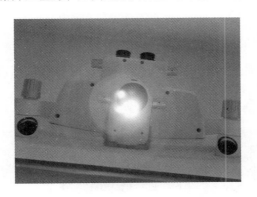

二、怎样配合医生手术才能更顺利?

1.手术时会给眼睛滴麻药,一般是不会感觉到痛的,万一有点儿不舒服,需要忍一忍,实在是痛的话,要告诉医生,自己不能动。需要的话,医生会再滴麻醉药,但是麻醉药滴太多了也不好,所以能忍尽量忍一下。

2.手术时会用开睑器把眼睑撑开,眼睛眨不动,滴了麻醉药眼睛没有痛觉,也不会有眨眼的冲动,开睑器撑着眼睑可能会不太舒服,眼睛要尽量睁大,不要挤眼睛,也不要皱眉头。

3.手术中会有白色的照明灯和闪烁的指示灯,飞秒激光是白色的照明灯和绿色闪烁的指示灯,准分子激光是白色的照明灯和红色闪烁的指示灯。一般情况下要盯着闪烁的指示灯看,如果看不到的话就保持眼睛不动,眼睛不要往上翻,医生让往哪里看就往哪里看。

4.医生让眼睛往左边、右边、上边或下边看一点的话,稍微动一点点就行了,不要动的幅度过大。手术过程中可能有几秒钟什么也看不见,这是正常情况,眼睛不要动就行了。

5.有些手术方式不用飞秒激光而用板层刀做角膜瓣的时候，会将一个金属环放在眼睛上（下图为金属环），可能会不太舒服，忍一下，眼睛要尽量睁大。金属环将眼睛吸住后，眼前可能会发黑，并听到几秒钟"吱吱"的声音，这时眼睛要保持不动，也不要用力。准分子激光手术时可能会有"吱吱"和"呜呜"的声音，不要害怕也不要动。

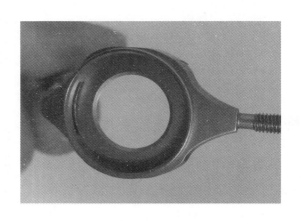

总之，手术中眼睛不要乱动、不要躲避，要稍微用力盯着一点儿，但也不能太用力。医生不说话时表明手术在正常进行，眼睛要保持医生最后指令的位置不动。术中尽量不要紧张，平静呼吸，可以在心里默默读秒。实在是紧张，在医生没有进行手术操作的时候，可以深呼吸一下，以缓解紧张情绪，然后继续保持平静呼吸。如果又饿又紧张，术中可能会头晕，最好提前吃些东西。如果担心手术中配合不好，可以在家摘掉眼镜躺在床上，练习注视房顶的灯。只要不紧张，尽量放松，按医生的要求做，一般都能较好地配合医生，并顺利地完成手术。

第十节 高度近视合并散光，到底该选择哪种手术方式摘掉眼镜？

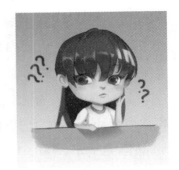

在屈光手术中心，经过详细的术前检查和耐心的讲解后，有位想参军入伍的帅哥激动地说："我有高度近视和散光这么多年了，一想到手术后就不用戴眼镜了，我有点激动。"而另外一位想手术摘镜的美女却纠结地说："我有高度近视和散光，到底要选择哪种手术方式最合适呢？我好纠结。"相似的情况，经常会在屈光手术中心出现。

近视度数超过 600 度称为高度近视，高度近视常合并散光。高度近视合并散光时，戴框架眼镜的效果可能会不太好，而戴隐形眼镜则会容易引起角膜缺氧和眼表炎症，常常会给生活、运动、学习、工作，甚至外貌、自信心和"找对象"等带来诸多不利影响。因此，有高度近视合并散光的人，"手术摘镜"的欲望往往会更强烈。

高度近视合并散光，目前可选择的手术方式主要分为 3 类。

1. 激光类手术　包括角膜上皮下的准分子激光角膜磨镶术（LASEK）、经角膜上皮的准分子激光角膜磨镶术（TPRK）、板层刀制超薄瓣＋准分子激光原位角膜磨镶术（SBK-LASIK）、飞秒激光制瓣＋准分子激光原位角膜磨镶术（FS-LASIK 半飞秒手术）和飞秒激光小切口基质微透镜取出术（SMILE 全飞秒手术）。

2. 晶体类手术　包括眼内镜植入术（ICL、TICL 和 PRL 手术）和屈光性晶状体置换术（RLE 和 TIOL 植入术）。

3. 角膜交联术（CXL）　目的是增强角膜的"刚性"。

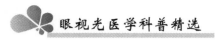

近视手术方式选择的一般原则参阅本书中题目为"近视手术大比拼,谁会赢呢?"的章节。屈光手术前需进行详细而全面的检查,最好配备有较先进的三维眼前节分析系统和角膜生物力学分析仪等设备。

高度近视合并散光的手术方式选择问题较复杂,至少需要从屈光度、手术目的、年龄、角膜厚度、角膜形态、角膜生物力学综合分析、前房深度、角膜内皮、自身晶状体和家庭经济状况这 10 个方面进行综合分析和研判。

1. 屈光度　根据高度近视+散光的屈光度,一般情况下,800 度以下首选激光类手术(或联合角膜交联术),1200 度以上首选晶体类手术,800~1200 度要根据具体的检查结果才能给出首选的手术方式。

2. 手术目的　如果是为了要达到参军、上警校或军校、公务员(特殊职位)、空乘(航空乘务员)等体检的视力要求,目前只能选择激光类手术;否则,可选择晶体类手术。

3. 年龄　17~20 岁倾向于选择激光类手术;45 岁以上建议选择屈光性晶状体置换术;20~45 岁可选择激光类手术或眼内镜植入术。

4. 角膜厚度　角膜厚度小于 500 微米,倾向于选择晶体类手术;大于 550 微米倾向于选择激光类手术;500~550 微米要因人而异。

5. 角膜形态　角膜形态包括角膜形态的规则性、角膜直径的大小、各个点相对位置的一致性(角膜的顶点、最薄点、几何中心点和瞳孔中心点)、角膜前表面和后表面的高度、双眼角膜的镜像对称性等。角膜的形态可以大致用 Pentacam 三维眼前节分析系统的 BAD-D 值来衡量。如果角膜形态较好,倾向于选择激光类手术。如果角膜形态较差,倾向于选择晶体类手术。角膜形态欠佳时,如选择激光类手术,应联合角膜交联术。

6.角膜生物力学综合分析　角膜生物力学分析结果包括单纯的角膜生物力学指数(CBI)和联合角膜形态的生物力学指数(TBI)。CBI、TBI和角膜形态的结果各自均可分为较好、欠佳和较差。主要应注意综合分析以下几种情况。

(1)CBI、TBI和角膜形态均较好的话,倾向于选择激光类手术。

(2)CBI、TBI和角膜形态均较差的话,暂时不建议做任何屈光手术,注意排除圆锥角膜。

(3)TBI和角膜形态均欠佳的话,应选择晶体类手术。

(4)TBI较好而角膜形态欠佳时,倾向于选择晶体类手术,如选择激光类手术,应联合角膜交联术。

(5)TBI欠佳而角膜形态较好时,高度近视的屈光度较低者可选择激光类手术(或联合角膜交联术),屈光度较高者,应选择晶体类手术。

7.前房深度　从角膜内皮面到自身晶状体前表面的前房深度,如小于2.8毫米,倾向于选择激光类手术或屈光性晶状体置换术;大于或等于2.8毫米,倾向于选择眼内镜植入术。

8.角膜内皮　每平方毫米的角膜内皮细胞计数于小于2000个,或角膜内皮细胞形态较差时,倾向于选择激光类手术;反之,倾向于选择晶体类手术。

9.自身晶状体　自身晶状体如有轻度或中度点状混浊,倾向于选择激光类手术;如果自身晶状体的混浊情况已明显影响术前的最佳矫正视力,倾向于选择晶状体置换术。

10.家庭经济状况　如家庭经济状况欠佳,倾向于选择激光类手术;如家庭经济状况较好,倾向于选择晶体类手术,甚至还可选择晶体类、激光类和角膜交联术的联合手术。

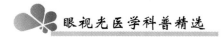

总之,高度近视合并散光的手术方式选择问题,至少需要从以上 10 个方面进行综合分析和研判,才能给出最合适的"手术摘镜"方案,从而可尽量保证手术的安全性和最佳的长期术后效果。

第十一节　近视激光术后会"复发"吗? 万一"复发"了怎么办?

"近视眼做了激光手术以后,还会再复发吗?"这是个大家都十分关心的问题。

经常还有家属悄悄地跟医生说:"医生,我们家孩子喜欢玩手机和熬夜,麻烦您跟孩子说,手术以后就不能再玩手机和熬夜了,不然容易复发。我们的话孩子不信,孩子只信医生的话"。

一般情况下,激光角膜屈光术后"复发"的概率很低。通常所说的术后"复发"分为两种情况:一种是近视眼激光术后,随着年龄的增长,又长出了新的近视度数,也就是术后近视再进展;另一种情况是近视、远视、散光术后的屈光回退。屈光回退是指术后随着时间的推移,屈光度逐渐向术前同种屈光度转变,其裸眼视力在术后早期正常,随着时间推移而逐渐下降,但可用镜片矫正。屈光回退的发生机制尚不完全明确。

屈光术后"复发"的问题还是比较复杂的,简单地讲,如果近视者年龄越小,术后可能越容易近视再进展;近视、远视、散光的度数越高,可能越容易出现屈光回退。本文就总结一下屈光术后"复发"的原因和解决方法。

一、术后近视再进展

一般情况下,满 18 周岁后,近视度数才比较稳定,但目前满

17周岁就可以参军了。近视眼参军体检时视力不达标的话，需要提前做激光角膜屈光手术来提高裸眼视力。手术后，如果看近过久（比如玩手机等）或因熬夜等导致眼疲劳的话，可能更容易导致近视再进展。年龄超过25岁后，近视再进展的可能性更低，因此在25岁之前，如果手术后不注意保护眼睛，无节制地玩手机和熬夜，完全有再近视的可能。

解决方法：如果担心术后近视再进展，那么，术后就更要注意保护眼睛了。尽量少看近，少玩手机，别熬夜。万一再近视了，度数较低（不到100度）又觉得看不清楚的话，建议戴眼镜；不想戴眼镜或度数较高的话，如果角膜足够厚，可以行二次激光手术；如果角膜不够厚，可行眼内镜植入术（有参军、招警或公务员等体检视力需求者，目前还不允许行眼内镜植入术）。

二、屈光回退

一般情况下，术前屈光度越高，切削的角膜组织越多，可能越容易回退；术前或术后角膜曲率越平，可能越容易回退；在保留安全角膜厚度的前提下，术后角膜越薄，可能越容易回退；术后眼压的测量值一般应比术前眼压值低，如果术后眼压值比术前高，或比预期的眼压值高，可能越容易回退；术后的角膜组织会产生一定的修复反应，修复反应因人而异，修复反应越强者可能越容易回退；激光手术时，设定的切削光学区越小越节约角膜组织，但切削光学区越小，可能越容易回退；根据术前或术后角膜生物力学的测量值来判断，角膜越"软"可能越容易回退。

解决方法：有经验的医生会根据以上情况，并结合患者年龄、职业、检查结果、用眼习惯等因素进行综合分析，从而可设定最合适的手术参数。术后复查时，如果发现屈光回退的可能性较高，医生可能会采取降眼压、调整术后用药等方式来尽量降低屈光回退发生的可能性。万一屈光回退了，度数很低不影响正常生活的话，不用处理；度数较低（不到100度）又觉得看不清楚的话，建议戴眼镜；不想戴眼镜或度数较高的话，如果角膜够厚，可以行二次激光手术；如果角膜不够厚，可行眼内镜植入术。

总之，虽然有经验的医生会根据患者的情况，来设定最合适的手术参数，使得屈光术后"复发"的概率很低，还会根据术后复查的情况，采取调整用药等方式尽量降低"复发"的概率，再加上如果"复发"了还有可能可以做二次手术，但"听爸爸、妈妈的话""听医生科学的医嘱"，术后注意保护眼睛，少玩手机、少熬夜，肯定对眼睛是有好处的，也肯定可以进一步降低"复发"的可能性，这样才能拥有更加清晰和光明的未来。

第十二节　全飞秒和常规半飞秒激光矫治散光的精准性和稳定性比较

全飞秒即 SMILE 手术（飞秒激光小切口基质微透镜取出术）。

半飞秒即 FS-LASIK 手术（飞秒联合准分子激光原位角膜磨镶术）。

全飞秒和常规半飞秒激光矫治散光的精准性和稳定性比较见表2-1。

表2-1　全飞秒与常规半飞秒矫治散光的精准性和稳定性比较

手术方式	全飞秒	常规半飞秒
中心定位	瞳孔中心或注视定位法	瞳孔跟踪或有旋转补偿
切削模式	闭合式整体化切削	开放式区域化切削

续表2-1

手术方式	全飞秒	常规半飞秒
切削能量	较恒定	可能受多因素影响
切口	微切口	切口较大
光学区偏心	轻微,术中和术后均可测	轻微,术中不可测、术后可测
旋转	可能有静态旋转,无动态旋转	可能有动、静态旋转,但可实现旋转补偿
角膜瓣	无	有
像差引导	无	有,但通常不用像差引导或消像差治疗
愈合反应	一般较轻	可能较强
轴向偏差	可能较小	可能较大
屈光度偏差	可能呈轻度欠矫	可能呈轻度过矫或呈斜轴
高阶像差	术后可能较低	术后可能较高,但行像差引导时可较低
长期效果	较好	较好,可能较易回退
稳定性	较稳定	术后早期可能较不稳定
角膜上皮	术后上皮厚度增加较少	术后上皮厚度增加较多
偶联效应	可能较弱	可能较强

综上所述,根据目前的医学研究结果,在对全飞秒与常规半飞秒激光矫治散光的精准性和稳定性进行比较后,笔者认为全飞秒激光更有利于散光的精准矫治和术后长期效果的稳定。

第十三节　当屈光手术遇上"眼睛干"，该如何应对？

在屈光手术中心，经常有人问："医生，我眼睛比较干，能做手术吗？做完手术，如果眼睛干，该怎么办？"

医生一般会这样回答："很多人都会眼干，一般不影响手术。手术后早期，眼睛有可能会比较干，一般滴滴眼药慢慢就好了。"

矫治近视、远视、散光、老视的屈光手术相关的"干眼"问题，大家都比较关心。干眼为多因素引起的慢性眼表疾病，是由泪液的质、量及动力学异常导致的泪膜不稳定或眼表微环境失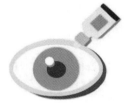衡，可伴有眼表炎性反应、组织损伤及神经异常，造成眼部多种不适症状和（或）视功能障碍。

国内最权威的《中华眼科杂志》在近几年的 10 个干眼相关专家共识的基础上，又发表了《中国角膜屈光手术围手术期干眼诊疗专家共识（2021 年）》。感兴趣的话，请将这 11 个专家共识认真学习一下（见下图）。

1. 《中华眼科杂志》重视干眼共识对干眼临床诊疗工作的规范与促进作用（2020年）.pdf
2. 《中华眼科杂志》中国干眼专家共识：定义和分类（2020年）.pdf
3. 《中华眼科杂志》中国干眼专家共识：检查和诊断（2020年）.pdf
4. 《中华眼科杂志》中国干眼专家共识：治疗（2020年）.pdf
5. 《中华眼科杂志》中国干眼诊疗中心规范化建设专家共识(2021).pdf
6. 《中华眼科杂志》中国干眼专家共识：眼手术相关性干眼（2021年）.pdf
7. 《中华眼科杂志》中国干眼专家共识：药物相关性干眼（2021年）.pdf
8. 《中华眼科杂志》我国睑板腺功能障碍诊断与治疗专家共识（2017年）.pdf
9. 《中华眼科杂志》我国蠕形螨睑缘炎诊断和治疗专家共识（2018年）.pdf
10. 《中华眼科杂志》中国自体血清滴眼液治疗角膜及眼表疾病专家共识（2020年）.pdf
11. 《中华眼科杂志》中国角膜屈光手术围手术期干眼诊疗专家共识（2021年）.pdf

此一系列干眼共识的发表,加上目前各个医院如雨后春笋般出现的干眼诊疗中心,标示着中国干眼相关的规范诊断和有效治疗体系已基本形成。

根据上述 11 个专家共识,并结合临床经验,现将屈光手术相关干眼的应对策略总结如下。

一、屈光手术前的相关检查

干眼的发病机制较复杂,相关的检查较多,但多数检查方法均存在主观性强、特异性不佳、缺乏客观量化指标和分析结果的局限性,加之有些人存在症状和体征分离的情况(眼干的主观感觉和客观的检查结果不一致)。

因此,如果主观上眼睛干的感觉不是很明显,客观的常规术前检查也没有发现严重的干眼体征,应不必太在意干眼的问题,也没必要进行过度的检查。

二、精准、合理的手术

精准的屈光手术和合理的矫治策略,可达到术后看得清晰、舒适和持久的效果,应能避免视疲劳,从而可减少干眼发生的可能性。

在手术方式的选择方面,有研究表明,全飞秒 SMILE 手术、表层准分子激光手术和眼内镜植入术,因术后眼表较完整,相对来说,比半飞秒 LASIK(或其他 LASIK)手术引起干眼的可能性要小。

医生也应提高手术技巧,以尽量减少对眼表的干扰,从而进一步减少干眼发生的可能性。

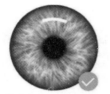

SMILE
全飞秒激光手术

2毫米切口，微创切口

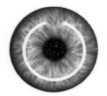

LASIK
半飞秒激光手术

20毫米长切口

三、屈光手术后的干眼诊疗

干眼的常见症状包括眼部干涩感、异物感、烧灼感、眼痒疼痛、眼红、视疲劳、视物模糊、视力波动等。

如果术后干眼的症状比较明显且持续时间较长（持续时间超过3个月），应进行干眼相关特殊检查，根据检查结果并综合分析干眼的不同类型及严重程度，逐步采取有针对性的治疗措施。

医护人员应做好门诊和网络线上咨询工作，及时回应干眼相关问题，以提供更有针对性的诊疗建议和更有效的眼部保湿方案。

总之，不必过分担心干眼问题，屈光手术该做直须做，办法总比问题多。屈光手术医生须仔细研习干眼相关知识，以提高对干眼的认知水平和诊疗能力，从而彻底解决或尽量减少干眼问题对选择手术摘镜者的困扰。

第十四节　让中、老年人的眼睛重返青年时代："老花眼"的屈光手术

在门诊，经常有人咨询："医生，老花眼是怎么回事？不是说近

视眼就不会老花了吗？怎么样才能解决老花眼的问题？"

　　老花眼主要和年龄有关，想要解决老花眼的问题，还是比较复杂的，简单地说，除非重返青年时代，否则很难避免。

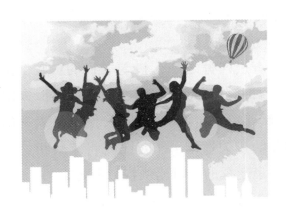

　　首先需要说明的是，医学上定义的"老花眼"和普通人所说的"老花眼"可能还不太一样。医学上定义的"老花眼"称为"老视"，是指随着年龄增长和眼部调节能力（调节幅度）逐渐下降，人眼可出现视近困难等症状，以致在近距离视物中，须在矫正屈光不正的基础上附加凸透镜才可具有清晰近视力。而普通人所说的"老花眼"，主要是指看近处时不清楚或比较费劲的情况。

　　一般老视前期是指年龄在 35～45 岁，老视早期是指年龄在 45～52 岁，老视晚期或绝对性老视是指年龄大于 52 岁。由此可以看出，医学上的"老视"与年龄的关系比较密切，年龄到了中年时肯定会出现"老视"。而普通人所说的"老花眼"应仅仅指有"花眼"症状的"老视"，一般搞不清楚"老花眼"与年龄的关系，认为只要看近处时还比较清楚的话，就没有"老花眼"。况且，大多数中年人也并不愿意承认或者接受自己的年龄已经"老到"该出现"老花眼"的地步了。那么，到底该如何解决"老花眼"的问题呢？

　　在本书中题目为"眼科医生和护士经常被问到的 6 个眼视光

问题"的章节中有一句话是"老花眼还可以做手术,经过详细的术前检查和精心的手术设计后,也可以达到比较好的术后效果"。换句话说,在选择手术摘镜时,如果能想办法不出现"老视"的症状,也就是说双眼能看远处、看近处都比较清楚的话,就可以认为把"老花眼"的问题解决掉了。

目前,全球有近四分之一人口受老视的影响。到 2030 年,因人口老龄化,全球将约有 21 亿老视人群。此外,人眼在老视前期和老视早期虽然存留一定的调节能力,但也可表现出不同程度的调节不足,即年龄相关性调节不足。若将年龄相关性调节不足者包括在内,则罹患老视的人口比例将会更高。

因此,对于 35 岁以上的人来说,在选择屈光手术摘镜时,患者和主刀医生都应考虑主动避免术后"老花眼"的问题。

如果眼睛患有明显的白内障,目前应首选"白内障摘除+三焦点人工晶状体植入术",或者利用"单眼视"原理来解决白内障术后的"老花眼"问题,这类手术也属于屈光手术的范畴。

无白内障的中、老年人,如果选择角膜屈光手术摘镜或解决"老花眼"的问题时,需要考虑的相关因素还是十分复杂的。可喜的是,国内最权威的眼科期刊《中华眼科杂志》发表了《中国伴年龄相关性调节不足屈光不正患者激光角膜屈光手术专家共识(2021 年)》,感兴趣的话可以找来看看。

衷心希望,选择屈光手术摘镜或解决"老花眼"问题的中、老年人,都能达到满意的术后效果,重返青年时代。

第十五节　手术摘镜时年龄偏大，如何兼顾术后远用和近用视力？

在屈光手术中心，经常有年龄偏大（超过 35 岁）的人来做摘镜手术，在这种情况下，医生一般会强调："在做手术时如果年龄偏大，不要片面地追求术后的远用视力，要考虑兼顾术后的近用视力。也就是说，手术后看远处时，不必太清楚，应该需要考虑将来尽量晚几年戴老花镜或不戴老花镜。"

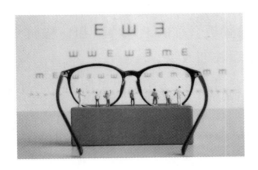

远用视力、近用视力和"老花眼"的问题比较复杂，请先参阅本书中"屈光手术后视力能恢复到多少？什么是术后目标屈光状态？""眼科医生和护士经常被问到的 6 个眼视光问题""让中、老年人的眼睛重返青年时代：'老花眼'的屈光手术"的章节。

那么，到底该如何解决远用视力、近用视力和"老花眼"的问题呢？

一、成立专业的"老视门诊"

"老花眼"如果与年龄偏大有关，在医学上称为"老视"。老视是指随着年龄增长和眼部调节能力（调节幅度）逐渐下降，人眼可出现视近困难等症状,以致在近距离视物中,须在矫正屈光不正的基础上附加凸透镜才可具有清晰近视力的现象。

一般老视前期是指年龄在 35 ~ 45 岁,老视早期是指年龄在 45 ~ 52 岁,老视晚期或绝对性老视是指年龄>52 岁。因此,年龄超过 40 岁的戴镜者,或者年龄超过 35 岁但已经有"老花眼"或视疲劳等症状者,均建议去"老视门诊"就诊。

二、做摘镜手术时年龄偏大,需兼顾术后远用和近用视力

在手术前,需根据年龄、屈光状态、主导眼情况、职业特点、生活习惯、用眼习惯和可能出现的"老花眼"症状等因素,进行相关沟通和检查,以便设置更合理的手术参数和目标屈光状态,从而尽量达到更理想的术后长期效果。

三、用手术解决"老花眼"

对于无白内障或白内障术后想通过手术解决"老花眼"者,可根据发表在国内权威眼科学术期刊《中华眼科杂志》上的《中国伴年龄相关性调节不足屈光不正患者激光角膜屈光手术专家共识(2021 年)》,进行相关检查并精心设计手术方案,应可达到比较理想的手术效果。

四、"老花眼"的散光矫治原则

在上述手术解决"老花眼"的专家共识中并未提及散光相关矫治原则,根据笔者多年对散光的研究和临床经验,建议"老花眼"的散光矫治原则为:顺规散光和"偏顺规方向"的斜轴散光应足矫,而逆规散光和"偏逆规方向"的斜轴散光应稍欠矫。

总之,随着我国眼视光和屈光手术整体水平的不断提升,对于

年龄偏大的戴镜人群,应根据其需求,并经过详细的检查和评估,合理地选择不同的设计方案进行规范化的手术和非手术矫治,以有效提高该人群的视觉质量和满意度。

第十六节　"黑眼珠"上长"疙瘩",
准分子激光巧解决

人的眼睛很像一架精密的照相机,俗称"黑眼珠"的部分,在医学上称为角膜。角膜相当于照相机的"表蒙",其本身是透明的,且有约4300度的屈光力。亚洲人的"眼珠"看起来呈黑色,主要是因为透明光滑的角膜后方有棕褐色的虹膜,而欧美人可因虹膜呈蓝色而表现为"蓝眼珠"。

门诊来了一位女性患者,感觉右眼经常疼痛、畏光和流泪。经过检查发现,她的角膜上长了很多"疙瘩"(如下图)。

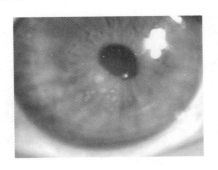

角膜上还会长"疙瘩"? 是的,就像光滑的皮肤会长疙瘩一样,透明光滑的角膜上也会长"疙瘩"。

角膜上"疙瘩"的英文名字叫萨尔茨曼结节性变性(Salzmann nodular degeneration)。虽然萨尔茨曼结节性变性这个病并不常见,但患此病后常会引起眼部疼痛、畏光和流泪等症状,感觉就像

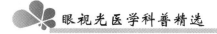

眼里进了沙子一样，十分难受，而且往往药物治疗效果欠佳。那该怎么办呢？

接下来就要请出本文的主角了，估计很多人都听说过它的名字，那就是"准分子激光"。准分子激光已有50年左右的历史了，其切削"精度"可达0.2微米（1毫米等于1000微米），能够精确控制被切削角膜组织的深度，且切削表面非常光滑，从而可达到提高视力的效果。在眼科，准分子激光除了通常可用于矫治近视、远视和散光以外，还可进行"治疗性"的角膜切削（phototherapeutic keratectomy，PTK）。

PTK手术的目的是去除或者减少角膜表面沉积物的密度，不仅可改善角膜表面的不规则性，使视轴清晰以提高视力，还可缓解和治疗某些角膜病变引起的疼痛、畏光和流泪等症状。

回到本文开头的那位女性患者，经过详细的术前检查，在医生的建议下实施了PTK手术，术后角膜恢复得很好（如下图，已治愈），眼部的不适感消失了，视力也有所提高。

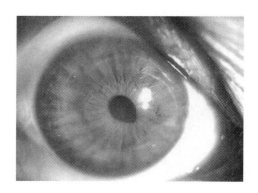

目前PTK手术主要应用于以下角膜病变的治疗。

1. 萨尔茨曼结节性变性　特点是角膜表面有青白色的结节状突起，缓慢增长，在瘢痕体质和患有慢性葡萄膜炎的女性患者中较为常见。

2.带状角膜变性 角膜前弹力层附着钙化物质,表面有稳定的上皮细胞覆盖。

3.大疱状角膜病变 是以角膜表面形成大疱和大疱破裂为特点,可引起疼痛、异物感和流泪等一系列症状。

4.角膜营养不良 为了缓解症状和提高视力,角膜上皮基底膜营养不良和前基质角膜营养不良是 PTK 的治疗指征。

5.复发性角膜糜烂 表现为上皮附着基质疏松,出现反复的上皮脱落。症状是晨起时眼睛突发疼痛,伴有发红、流泪和畏光。

6.角膜瘢痕 外伤、感染或翼状胬肉切除术后形成无血管的前部基质瘢痕(瘢痕深度小于 100 微米),PTK 可以提高视力,延迟或避免角膜移植。

总之,准分子激光 PTK 用于治疗角膜瘢痕、变性和营养不良等表浅病变,是一种巧妙、安全、有效的方法,从而可达到减少角膜混浊、改善或缓解眼部不适、提高视力的目的。

第十七节 眼内镜植入手术的优势和注意事项

目前,全球以植入式人工晶状体为代表的眼内镜植入已超过了 200 万片,使眼内镜植入术成为与激光屈光手术同样受欢迎的手术。中华医学会眼科学分会也于 2019 年发表了《中国有晶状体眼后房型人工晶状体植入术专家共识》,以下简称《专家共识》。

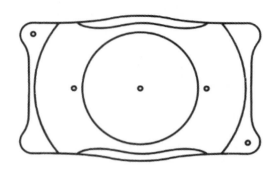

一、眼内镜手术的优势

1. 加法手术　手术后视觉质量较好，大部分近视眼患者手术后视力都能达到或者超过手术前的最佳戴镜视力，手术后看东西更清晰和舒适。

2. 不破坏角膜的完整性　对于角膜条件不好的患者更安全，包括但不限于角膜薄、角膜曲率特别高或者特别平、怀疑有圆锥角膜、角膜有轻微瘢痕等。基本不破坏角膜神经，较适合有轻、中度干眼症的患者。

3. 眼内镜本身是防紫外线设计　手术后可以有效阻挡紫外线对眼睛损害，减少相关眼病的发生。

4. 手术可逆　如果以后因为眼睛其他病变需要手术，眼内镜一般可以无损伤取出，恢复眼睛手术前状态。

二、眼内镜植入术的注意事项

1. 角膜内皮细胞的数量和质量　对内眼手术很重要，术前必须严格把关和评估，《专家共识》要求每平方毫米的角膜内皮细胞计数需不少于2000，且细胞形态稳定。

2. 眼内空间的要求　由于眼内镜植入术是保留自己的晶状

体,植入的眼内镜要求有足够的空间,《专家共识》要求植入屈光性后房型人工晶状体的前房深度不低于 2.6 毫米。

3. 测量误差　由于眼内镜最常用的尺寸只有 4 个型号,因此大约有 5% 的人可能会发生型号不合适,需要手术更换。当然,现在人工智能公式的引入加上医生的经验越来越丰富,需要手术更换眼内镜的发生率越来越低。

4. 手术后 24 小时内要严格观测眼压　由于传统的眼内镜植入手术有可能会残留极少量的黏弹剂,黏弹剂的残留可能会造成眼压升高。彻底清除可能残留的黏弹剂或/和无黏弹剂手术技术可以解决这个问题。

5. 眼内镜的中央孔　目前的眼内镜有中央孔的设计,该设计符合眼内房水循环的生理路径,不需要做虹膜周切,手术后白内障的发生率也大大降低,但中央孔在术后早期可能会出现看东西有光圈等不良光干扰,一般 1～2 周后消失。

6. 眼内镜术后拱高的观察　眼内镜术后复查及随访中最重要的是拱高的观察。拱高正常范围在 500 微米左右,部分特殊患者的拱高设计会做适当调整。

总之,由于眼内镜卓越的视觉质量和能矫正更大范围度数的近视,已经成为激光屈光手术以外的另一个重要选择。相信随着技术的进步和改进,眼内镜可以成为更安全可靠的手术方式。

第三章 **常见眼病诊疗科普**

人们常说"眼睛是心灵的窗户,要像爱护生命一样爱护自己的眼睛",这充分说明了眼睛的重要性。保护眼睛是全社会都应该重视的健康问题,为此我们进行了一系列的常见眼病科普,以有效提高患者防病意识,使患者和家属更熟悉诊疗流程,并对疾病的预后有更客观和合理的预期。

原创的医学科普不仅可以提高大众医学素养,还可以总结临床经验、提高诊疗效果,更可以整理思路进行科学研究,从而形成医学科普、临床工作和科学研究之间的良性循环,最终实现医患双方利益的最大化和双赢。

第一节 如何防治眼睛的"7年之变"?

一般情况下,人的眼睛每7年就会发生较明显的眼光学或眼结构的改变,简称眼睛的7年之变。"7年之变"需定期进行眼体检,以便及时发现、预防和治疗某些不可逆的眼病或眼部改变。

1.上学之前怕弱视 0~6岁的重点是排除或治疗弱视,尤其是十分隐匿的单眼弱视。3周岁的儿童就能配合电脑验光等客观检查了,到了4周岁时就能配合裸眼视力(看视力表)等主观的检查了。因此,最晚到4周岁,必须给孩子的眼睛进行体检。更详细内容请参阅本书中题目为"弱视(尤其单眼弱视)是危害儿童视力发育的'讨厌鬼'"的章节。

2．上学之后怕近视　7～13岁的重点是预防和控制近视，尤其是孩子父母都有近视时。更详细内容请参阅本书中题目为"科学防控近视要记住18个字"的章节。

3．少年怕长度数　14～20岁的重点是控制近视度数进展，尤其是上学前就近视者或伴有较高度数的散光者。

4．青年怕圆锥　21～27岁的重点是筛查圆锥角膜，尤其是想做近视手术或近视、散光度数仍明显进展者。

5．大龄青年怕视疲劳　28～34岁的重点是防治视疲劳，尤其是经常熬夜或打游戏者。

6．青中年怕干眼症　35～41岁的重点是防治"眼干燥症"（即"干眼症"）。尤其是用眼过多或户外工作者。

7．中壮年怕青光眼　42～48岁的重点是防治青光眼，尤其是"老花眼"或"不近视"者。

8．壮年怕眼底病　49～55岁的重点是防治眼底病，尤其是有高血压和糖尿病者。

9．老年怕白内障　56岁以后的重点是防治白内障，尤其是常年户外活动或身体虚弱者。

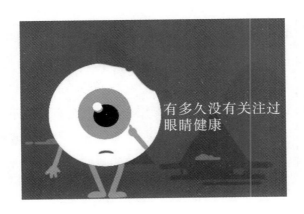

有多久没有关注过眼睛健康

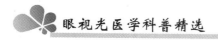

然而,如果由于种种主观或客观的原因(大医院离家远、上班上学没时间、人多排队嫌麻烦、讳疾忌医怕花钱等),而不能及时进行定期眼体检,那该怎么办呢?

首先,可上网进行线上咨询或就诊。更详细内容请参阅本书中题目为"如何利用网上'就诊咨询'跟医生成为'熟人'?"的章节。

再者,可以充分利用"最近的店或医院"及时进行定期眼体检,根据体检结果,如需进一步诊疗,再上网进行线上咨询或到专业能力更强的医院就诊。

"最近的店或医院"(按公信力和专业能力由低到高)主要包括眼镜店、眼保健机构、眼科或眼视光诊所、民营眼科医院、公立医院的眼科、公立的眼科医院。现将"最近的店或医院"的专业能力和注意事项总结如表3-1,请仔细查阅、各取所需。

表3-1 "最近的店或医院"的专业能力和注意事项

公信力	专业能力	注意事项
眼镜店	查视力、简单验光配镜、隐形眼镜相关护理产品	应无角膜塑形镜或RGP镜的验配资质和散瞳资格
眼保健机构	查视力、简单验光、视功能训练和弱视治疗	同上;若承诺能降低近视度数或提高裸眼视力,不靠谱
眼科或眼视光诊所	验光配镜、测眼压、常见眼病的简单处理	处理复杂验光配镜和复杂眼病的能力可能有限
民营的眼科医院	验光配镜、常见眼病诊疗和手术	处理复杂验光配镜、复杂眼病和手术的能力可能有限
公立医院的眼科	验光配镜、复杂眼病诊疗和手术	有些公立医院眼科的验光配镜和手术能力可能较薄弱
公立的眼科医院	复杂疑难验光配镜、复杂疑难眼病和手术	排队时间可能较长,需尽量提前预约

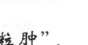

第二节　快速搞定"麦粒肿"，
　　别再等它自己"熟"啦

麦粒肿这个眼病，估计很多人都得过吧。麦粒肿俗称"角［jué］眼"或"针眼"，医学上称为睑腺炎，是一种眼睑腺体的急性、痛性、化脓性、结节性炎症病变。说白了，就是"火疖［jiē］子"起到眼皮上了。

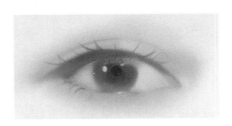

麦粒肿分为外麦粒肿和内麦粒肿，外麦粒肿是眼睑毛囊的皮脂腺或汗腺感染，内麦粒肿是睑板腺感染（下图为眼睑结构示意图）。引起麦粒肿的原因很多，主要是由于不注意眼睑部的卫生和清洁，和/或眼睑的腺体分泌比较旺盛时堵塞了腺体的开口，尤其是在熬夜和全身抵抗力下降时，就容易得麦粒肿。

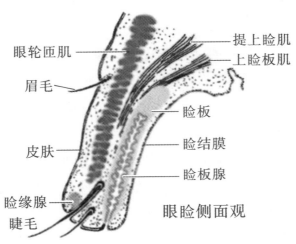

眼轮匝肌　　　　　　　　　　提上睑肌
　　　　　　　　　　　　　　上睑板肌
眉毛
　　　　　　　　　　　　睑板
皮肤　　　　　　　　　　睑结膜
　　　　　　　　　　　　睑板腺
睑缘腺
睫毛　　　　　　　眼睑侧面观

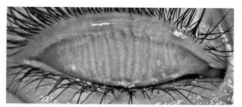

翻开上眼睑后，在红外线下见睑板腺

轻度的麦粒肿有自愈的可能，因此经常有患者或朋友会问："听说，麦粒肿这个病等它自己熟了就好了，是吗？"

身为眼科医生，要郑重严肃地告诉大家，我们见过太多因为麦粒肿治疗不及时而引起的眼部并发症和后遗症，严重的需要输液或手术治疗，令患者本人或患儿家属追悔莫及。况且，麦粒肿自己"熟"的过程中，常会出现眼睑的红、肿、痛，有可能还会"流脓"。想象一下你红肿和流脓的眼睑，是不是觉得没脸见人了？

麦粒肿的早期症状很明显，完全可以早发现，治疗方法正确的话，可快速治愈。既然麦粒肿可早发现并快速治愈，那为什么还要"碰运气"等它自己"熟"呢？接下来，本文就把快速搞定麦粒肿的具体方法介绍给大家。

1. 早发现　麦粒肿早期会感觉眼睑的皮肤有些痒，摸着有点痛，可很容易被发现。在这个阶段，你需要清洁眼部，最简单有效的方法是勤洗脸，洗脸时注意清洁眼睑缘，用干净的湿毛巾把眼睑的边缘仔细擦干净。因为眼睑的组织结构比较疏松，如果 1 天之内没有减轻，麦粒肿的炎症可快速扩散。眼睑开始肿胀，疼痛逐渐加重，这时就不能再等了，必须快速消炎。

2. 快消炎　对麦粒肿来说，主要对眼睑局部消炎就行了。眼睑局部消炎效果最好的药物是妥布霉素地塞米松眼膏，其中起主要消炎作用的成分是地塞米松，而成分中的妥布霉素具有抗菌作用，其消炎作用很弱。药店和医院较常见的妥布霉素地塞米松眼膏的商品名叫典必殊眼膏。大家比较熟悉的红霉素眼膏、金霉素眼膏和氧氟沙星眼膏，只有抗菌作用，对需要快速消炎的麦粒肿基本无效。

如果确定或估计自己得了麦粒肿，眼睑发痒和疼痛的当天或第2天，在仔细清洁睑缘后，疼痛没有减轻的话，就要开始涂抹典必殊眼膏了。具体的方法为，用无菌棉签将眼膏涂抹在眼睑皮肤最痛的地方，也就是哪儿痛往哪儿抹，每天3次（上午、下午、晚上），要始终保持最痛的地方一直都有眼膏覆盖。一般情况下，用药1~2天疼痛减轻，2~3天疼痛消失，疼痛消失后就可以不用再抹了，第3~4天麦粒肿应该就治好了。

如果典必殊眼膏涂抹1天后疼痛减轻不明显，或者怀疑得了内麦粒肿（下图），除了采用上述治疗方法外，在晚睡前，还需将典必殊眼膏涂抹在眼球（眼珠子）上。具体方法为：拉开上眼睑或下眼睑，将长约2厘米的典必殊眼膏涂在结膜囊内（也就是白眼珠上），眨眼2~3次后，眼膏会均匀地涂布在眼球上，这样可起到更好的消炎作用。此外，麦粒肿的脓肿形成或破溃时，不能挤压，用无菌棉签将破溃后的脓液擦干净即可。

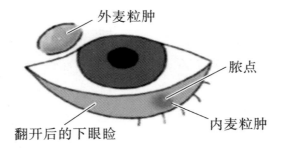

外麦粒肿　脓点　内麦粒肿　翻开后的下眼睑

典必殊眼膏的优点是消炎作用较强，也就是说药效比较明显，涂抹在眼睑皮肤上无明显副作用，可放心使用。然而需要强调的是，如果对眼膏中地塞米松成分较敏感的话，经常涂抹在眼球上会引起眼压升高。因此,典必殊眼膏需涂布在眼球上时,儿童连续使用不能超过 2 次,成人连续使用不能超过 3 次。在这之后,如需继续将典必殊眼膏涂抹在眼球上时,必须到医院测眼压,如果眼压正常(正常值范围为 11 ~ 21 mmHg),并经眼科医生同意后,可再继续使用 2 次。如果眼压超过 21 mmHg,涂抹在眼睑皮肤上的典必殊眼膏可继续用,但涂抹在眼球上的典必殊眼膏必须立即停用,涂抹在眼球上的典必殊眼膏停药后,眼压可逐渐恢复正常,或者遵医嘱应用降眼压药物,然后按医生的要求复查。

总之,早发现,快消炎,必要时测眼压,能快速治愈麦粒肿,可避免因麦粒肿治疗不及时而带来的各种并发症和后遗症。不管采用什么方法治疗,如果麦粒肿的疼痛感超过 3 天,须尽快到医院就诊。

第三节　你的眼睛过敏了吗?

"医生,孩子最近总是挤眉弄眼的,您看看是咋回事啊?"家属问。

"来,让我用裂隙灯看一看。""应该是有点过敏性结膜炎了。"医生回答。

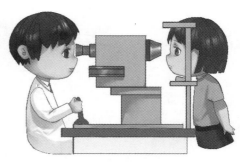

"过敏性结膜炎?什么原因引起的啊?"

"引起过敏的原因很多,而且有时比较复杂。"

春天一般是过敏性结膜炎和鼻炎的高发季节。在我国,过敏性结膜炎的诊断标准和治疗方案,在相当长一段时间内都缺乏统一认识。为此,中华医学会眼科分会以国内外研究成果为基础,并参考专家实践经验,经过充分讨论后,于2018年达成了"我国过敏性结膜炎诊断和治疗专家共识",发表在权威期刊《中华眼科杂志》上。

根据以上共识,并结合我们的临床经验,现将过敏性结膜炎的相关问题总结为"3个典型表现、4种防治方法、避免5个误认为"。

一、3个典型表现

1.眼痒眼红 大多数患者感觉眼痒。轻度的眼痒,在揉眼或使劲地眨眼睛后会舒服些。中度或重度的眼痒常伴眼红,揉眼和眨眼的频率也会增加。儿童患者不能准确表述眼痒程度时,可表现为揉眼或频繁眨眼。

如伴过敏性鼻炎者,还会出现耸鼻子、揉鼻子和打喷嚏的现象。

2.异物感 部分患者有异物感。过敏性结膜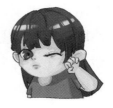炎的异物感和眼睛里进沙子、铁渣子或其他异物的异物感不太一样。过敏性结膜炎异物感的位置往往不确定和不稳定,也就是位置飘忽不定和异物感时轻时重。相反,眼睛里进异物的异物感一般比较确定和稳定,也就是患者可明确指出异物感的位置,而且异物感一般比较重。

3.结膜囊分泌物增多 以白色黏液性分泌物增多为主。过敏性结膜炎时,眼部的分泌物是白色的、黏液状或黏丝状的。细菌性结膜炎时,眼部的分泌物是黄色的、黏脓状的。病毒性结膜炎时,眼部的分泌物像泪水一样,浆液状的。

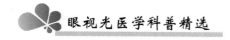

二、4 种防治方法

1. 多洗眼　眼部清洁可清除过敏原,凉敷能一定程度减缓眼痒等不适。因此,最简单有效的方法就是用偏凉的清水洗脸,重点是把眼部仔细洗一下。需要说明的是,用淡盐水和清水洗的效果是一样的,没有必要用淡盐水洗。

2. 少揉眼　揉眼是眼科医生最反对的事情。长期揉眼会对眼睛带来一系列的伤害,严重者可导致圆锥角膜。所以,尽量不要揉眼,如果发现孩子频繁揉眼,需尽快到医院就诊。

3. 滴抗过敏的眼药　抗过敏眼药有很多种。目前较常用且无明显副作用的是双效药物(抗组胺药和肥大细胞稳定剂),代表药物是盐酸奥洛他定和盐酸氮䓬司汀。人工泪液虽然不是典型的抗过敏药,但其可稀释结膜囊内的过敏原,润滑眼表,能缓解患者症状,代表药物是玻璃酸钠滴眼液。缩血管药物局部点眼可收缩血管,降低毛细血管通透性,减轻眼红、水肿和分泌物增多症状,但不能阻止炎性反应和缓解眼痒,不建议常规使用,代表药物是萘敏维滴眼液。如果是较严重和顽固的过敏性结膜炎,还需滴用糖皮质激素和免疫抑制剂,因其有一定的副作用,须在医生指导下使用,并定期复查。

4. 脱离过敏原和健康教育　尽量避免或减少接触过敏原,改善生活环境有助于缓解和控制过敏性结膜炎的病情。尘螨过敏患者应做好室内清洁和除螨工作,花粉过敏症患者则需要在花粉季节尽量采取保护措施。空气污染严重时应适当减少户外活动时间。

三、避免 5 个误认为

1. 误认为多动症　在我国,儿童多动症的发病率并不高。"挤眉弄眼"和"耸鼻子"的小孩子大多是过敏性结膜炎和过敏性鼻炎。诊断为儿童多动症需要在正规公立医院的儿科、眼科和耳鼻喉科进行详细的检查后才能确诊。小孩子生性好动，表述眼部不适感时不太准确，有时还容易受到外界环境的刺激和干扰。因此，不要轻易地给孩子扣上多动症的"帽子"，为了治疗所谓的多动症，又是扎穴位，又是喝汤药，这样做会对小孩的身心健康产生不利影响。

2. 误认为沙眼　医学上所说的沙眼，是指沙眼衣原体引起的一种传染性结膜炎，现在已经很少见了。老百姓常说的"沙眼"，大多是指眼里有"进沙子"的感觉，这种感觉应称为有异物感，有异物感的原因大多是过敏性结膜炎或眼干燥症。

3. 误认为眼干燥症　有研究表明，儿童和青少年过敏性结膜炎的发病率高于眼干燥症；而成年人眼干燥症的发病率高于过敏性结膜炎。

4. 误认为细菌性结膜炎　当出现眼痒眼红、异物感和眼分泌物增多，很多人会认为得了结膜炎，就去药店买消炎药，而药店推荐的消炎药一般都是抗生素滴眼液，抗生素滴眼液是用来治疗细菌性结膜炎的。对过敏性结膜炎缺乏深入认识的医生，有时也可能将过敏性结膜炎误认为是慢性感染性结膜炎，如用抗生素滴眼液治疗，可延误病情。眼科医生应详细询问病史，如全身其他部位的过敏性疾病史、过敏性疾病家族史、生活环境、接触镜配戴史及眼部手术史等，对诊断及鉴别诊断非常有帮助。

5. 误认为只有春季多发　随着人民生活水平的提高，感染性结膜炎的发病率有所下降，过敏性结膜炎的发病率有所上升，而且不只是春季高发，一年四季的发病率都呈上升趋势。

总之，在无发热和明显感冒症状时，并排除被别人传染急性结膜炎的情况下，眼痒眼红、异物感和黏液性分泌物增多，应首先考虑过敏性结膜炎。过敏性结膜炎的治疗原则包括健康教育、脱离

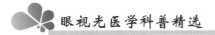
过敏原、减轻患者症状及体征。对于大多数患者,主要需缓解眼痒、眼红等不适;对于长期发作或病情迁延患者,须在眼科医生的指导下,采用特殊药物以控制炎性反应状态。

第四节　测眼压时如何配合眼科的"吹气儿"检查?

在眼科的检查室,经常会听到以下对话。

"还要再吹气儿啊,我不要!"孩子在拒绝。

"宝宝真棒,再配合一下,马上就好了。"有些家长在鼓励孩子。

"不就是吹个气儿嘛,再不配合我就不要你了!"有些失去耐心的家长在呵斥孩子。

"小朋友,不要动,就是吹个气儿,你再坚持一下。"医生在安慰患儿。

"哎呦! 吓我一跳!"有时,即使是成年人也会被吓一跳。

眼科的"吹气儿"检查到底是在干吗? 为什么会让孩子"拒绝",会让成年人"吓一跳"呢? 眼科的"吹气儿"检查是指使用非接触眼压计进行眼压测量。非接触眼压计(下图)测眼压时,会将一小股空气的气流喷到人眼的角膜上(黑眼球),然后眼压计会根据角膜对气流压力的反应检测和计算出眼压值。

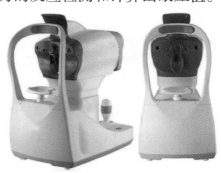

眼压测量是眼科最常见而且很重要的检查项目之一,测眼压的目的类似于测血压,不正常的眼压会对眼睛造成伤害。目前,大多数医院眼科使用的都是非接触眼压计,其优点是不接触眼球,检查结果较准确,而且检查时间较短;不足之处是,虽然气流不会对角膜造成伤害,但是在气流喷到角膜上的那一瞬间,会有轻微的刺激感,或者有可能会被吓一跳,以至于有些小孩子因害怕而难以配合眼压检查。如果难以配合或无法进行非接触眼压计的检查,那该怎么办呢? 主要有以下 5 种解决方法。

　　1. 测量时头位要摆放正确　头位摆放不正确会使头部不稳定,从而导致检查无法进行,或者造成检查结果不可靠而需反复进行测量。尤其是身高较低的孩子,头位摆放更容易不符合检查要求。右图是孩子身高较低的情况下,眼科裂隙灯检查时头位正确摆放的示意图(由医生的朋友及其孩子演示),非接触眼压计测眼压检查时也需摆放相同的头位。让孩子腰部挺直跪在凳子上,家属一手扶着头部或脖子以确保下巴和额头稳妥放置,一手扶着孩子的肩膀或胳膊以确保身体不会歪斜或晃动。

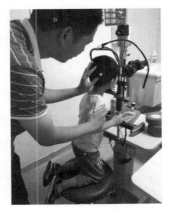

　　2. 要熟悉检查的过程　检查前,医生应快速讲解一下检查的过程。在熟悉检查过程后,按照医生的要求将头位稳妥地摆放后,眼睛要尽量睁大往前看,不要躲避喷出的气流,这样检查才会比较快。一般每只眼需要测 3 次后取平均值,这样结果才更可靠。如果实在无法完成 3 次测量,根据 1 次或 2 次的测量结果和医生的临床经验,应该也可以。

　　3. 要衡量散瞳前眼压测量的必要性　散瞳前需尽量测一下眼压,以避免诱发闭角型青光眼,尤其是 40 岁以后的成年人。然而,由于儿童和青少年发生闭角型青光眼的概率极小,如果儿童和青少年实在无法配合眼压检查,经眼科医生同意后,可以不测眼压。有关散瞳的其他问题,请参阅本书中题目为"将所有散瞳和散瞳药选择的问题一网打尽"的章节。

4. 要保存好既往的眼压测量结果　如果有既往的眼压测量结果,经眼科医生同意后,可以不测眼压。因此,如果您或孩子曾经测过眼压,最好将眼压结果保存好,并标明姓名和检查日期。此外,热敏纸打印的眼压结果时间久了会因为褪色而看不清楚,所以最好复印或用手机拍照后保存。

5. 非接触法眼压测不出时怎么办　从医学和统计学的角度讲,正常的眼压值范围是 11 ~ 21 mmHg。如果眼压太低或太高,会出现非接触眼压计测不出眼压的情况,这时可采用接触式眼压计进行测量。不能使用接触式眼压计时,可由眼科医生根据经验采取指测法进行测量。

总之,眼压检查是眼科最常见而且很重要的检查之一。虽然使用非接触眼压计测量眼压时可能会不太舒服,但还是要按照医生的要求尽量配合检查。实在是不能配合检查或测不出眼压,经医生同意后可以不测眼压,或者采取其他方法进行眼压测量。

第五节　点眼药的注意事项

眼药主要是指眼局部应用的滴眼液、眼用凝胶和眼膏。点眼药的注意事项主要包括点眼药的正确方法和用各类眼药的注意事项。

一、掌握点眼药的正确方法

滴眼液和眼用凝胶(凝胶的样子像比较稀的果冻)都是"滴"到眼球上的,比较容易操作。眼膏(样子像需要挤出来的牙膏)是"涂"在眼球上的,操作起来有点难度。"滴"眼药完全可以自己搞定,"涂"药膏最好找别人帮忙。

滴眼药和涂眼膏可统称为点眼药。掌握点眼药的正确方法需要注意3个要领,即不能触碰眼药瓶的瓶口;尽量不要点在角膜(黑眼珠)上;能点到结膜上或结膜囊内(白眼珠)的话,一滴药就足够了,眼膏2厘米左右就够了。

点眼药前需要将手洗干净,最好用无菌棉签(药店都有卖的)。如果是点眼药"高手",没有棉签也行。一图胜千言,下图是由作者示范的无棉签点眼药的正确方法。

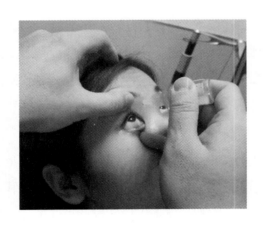

如果是自己点眼药的话,让我来教你怎样才能"稳和准"。点眼药的手法和上图类似。先尽量仰头,眼睛盯着药瓶口,然后将药瓶口缓慢地靠近眼珠子(下图)。当你觉得"足够近"的时候,头和手就不要动了,将眼珠子慢慢往上翻。当看不到药瓶口的时候,证明角膜已经"躲开了",轻轻地挤压瓶身,一滴眼药就妥妥地点到白

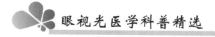

眼珠子上了。刚开始不熟练的话，多练几次就好了。

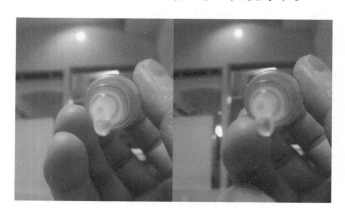

二、用各类眼药的注意事项

1. 避免药物毒性反应　眼药通过鼻泪管后由全身吸收的量非常少,因此眼药的全身副作用基本可以忽略不计。然而,眼药中的抗菌药、糖皮质激素类药、非甾体抗炎药、抗青光眼药以及表面麻醉剂,如果长期频繁点眼或多种滴眼剂联合点眼可造成毒性反应,包括角膜结膜毒性、干眼症、糖皮质激素性高眼压和白内障等。因此,上述几类眼药一定要在医生指导下用药,不能擅自长期或频繁点眼。

2. 抗青光眼药的用药频率和时间

（1）β肾上腺能受体阻滞剂:每日最多2次,用药时间是在早上8点和晚上20点之间,晚上8点以后再点的话,基本无效。常用的滴眼液有噻吗洛尔、卡替洛尔、左布诺洛尔和倍他洛尔等。

（2）前列腺素衍生剂:因为这类眼药的药效可以持续24小时,所以每日1次就够了。用药时间是在傍晚。常用的滴眼液有拉坦前列素、曲伏前列素和贝美前列素等。近年来出现的一些前列腺素衍生剂复合制剂,如 Xalacom（拉坦前列素+噻吗洛尔）、Ganfort

（贝美前列素+噻吗洛尔）、DuoTrav（曲伏前列素+噻吗洛尔）等,药效更佳。

3. 散瞳和散瞳药选择　可总结为"3 个目的、4 种眼药、5 个不散、6 个散",更详细内容请参阅本书中题目为"将散瞳和散瞳药选择的相关问题一网打尽"的章节。

4."网红"眼药不能多点　"网红"眼药每天用量不能超过 6 次,否则可造成眼部的药物毒性反应。如果每天滴超过 6 次,眼睛还是不舒服的话,须到医院就诊和治疗。

总之,掌握了点眼药的正确方法和使用各类眼药的注意事项,才能充分发挥眼药的神奇疗效,并最大限度地避免眼药的毒副作用,从而为广大眼病患者带来福音。

第六节　眼科急症该怎么办?

眼科急症是指发病急、进展迅速、严重危害视力和视功能,甚至危及生命的疾病,需尽快救治。本文中"眼科急症该怎么办"有两层含义:第一层含义是,患者在到达最近的诊所和医院急诊科、眼科或五官科之前该怎么办;第二层含义是,如果最近的诊所和基层医院的救治能力有限,需转诊时,在到达"有足够救治能力的医院"之前该怎么办。

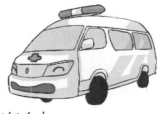

眼科急症有很多,本文重点讲解通常认为较严重的十大眼科急症,患者和家属、诊所和基层医院该怎么办。

1. 眼化学伤和热烧伤的常见症状　眼痛、眼红、流泪、异物感、视物模糊,小孩子表达不清时可能会频繁眨眼。

患者和家属:用清水"争分夺秒"地冲洗眼部并尽快就医,在就

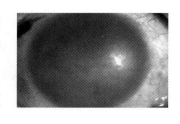

医的路上也要想办法持续对眼部进行冲洗,建议至少要冲洗 30 分钟。尽量搞清楚造成化学伤的溶液、粉尘或气体的酸、碱性质。尽量保留化学物品的样本,以便医疗机构明确病因。

诊所和基层医院:相对来说,碱烧伤比酸烧伤的预后差。根据病情应再次冲洗并及时清除异物,抗炎预防感染,监测眼压和前房反应,还要防新生血管和睑球粘连。

2. 眼球穿通伤和破裂伤的常见症状　流血、流泪、眼痛、眼红、视物模糊、异物感,小孩子频繁揉眼。

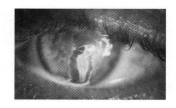

患者和家属:搞清楚外伤史,不要揉眼。较隐匿的眼球穿通伤和破裂伤可能无明显的视力下降,因此只要是眼外伤都须尽快就医。

诊所和基层医院:需确定是否有球内异物。较隐匿的眼球穿通伤须做角膜荧光素染色,以观察是否有"溪流现象"(上图)。较隐匿的巩膜破裂伤需手术探查。根据眼部情况进行清创缝合或转诊。除非万不得已,不要摘除眼球,应尽快转诊。

3. 急性闭角型青光眼的常见症状　头痛、眼酸胀感、眼痛、眼红、视物模糊、恶心、呕吐。

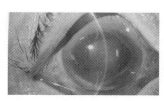

患者和家属:少喝水、周围光线要亮一些、最好采取直立位或头高坐位。

诊所和基层医院:缩瞳、脱水、降眼压,必要时行前房穿刺,伴头痛、恶心、呕吐者需与颅脑疾患和消化道疾病进行鉴别。

4. 视网膜中央动脉阻塞的常见症状　突然出现的无痛性的单

眼视力下降甚至失明。

患者和家属：吸氧、保暖、平卧、测血糖和血压，搞清楚糖尿病和高血压病史。

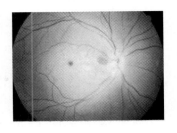

诊所和基层医院：降眼压、扩血管、舌下含服硝酸甘油、球后注射阿托品、糖尿病和高血压患者需采取一定的降血糖和降血压措施。

5. 化脓性眼内炎的常见症状　眼痛、眼红、怕光、视物模糊，或伴感冒、发热。

患者和家属：搞清楚是否有外伤史、手术史和全身其他感染病史、测体温。

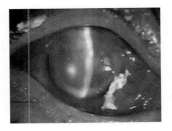

诊所和基层医院：确定是否有球内异物。全身和眼部使用抗生素，酌情散瞳，"玻腔注药"，同时抽取房水和玻璃体腔液体进行涂片、培养和药敏试验，必要时尽快转诊行"玻璃体切除"手术治疗。

6. 角膜溃疡穿孔的常见症状　流泪、眼痛、眼红、视物模糊、异物感。

患者和家属：不要揉眼，眼部点"杀菌"的"消炎"眼药水。

诊所和基层医院：查"溪流现象"，频点广谱抗生素，尽量涂片、培养和药敏试验以明确病因，必要时戴"绷带镜"，行结膜瓣覆盖或尽快转诊行角膜移植术。

7. 铜绿假单胞菌性角膜炎的常见症状　眼痛、眼红、视物模糊、异物感。

患者和家属：搞清楚外伤史，眼部点"杀菌"的"消炎"眼药水。

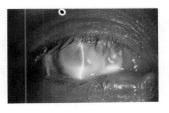

诊所和基层医院：频点广谱抗生素，尽量涂片、培养和药敏试验以明确病因，如发现角膜炎症和溃疡快速恶化，怀疑铜绿假单胞菌感染时，须尽快转诊。

8.急性全葡萄膜炎的常见症状　眼痛、眼红、怕光、视物模糊，或伴劳累、感冒、发热。

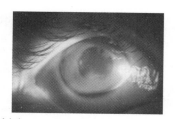

患者和家属：眼部点含"激素"的"消炎"眼药水。

诊所和基层医院：滴含激素眼药，散瞳，发现前葡萄膜炎时需查眼底以鉴别全葡萄膜炎，必要时全身应用激素和免疫抑制剂。

9.急性视神经炎的常见症状　眼球转动痛、眼球深部痛、视物模糊甚至失明。

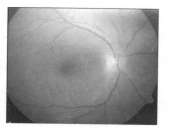

患者和家属：注意休息，避免感冒、发热，缓解精神压力。

诊所和基层医院：排除癔症并高度怀疑或确诊急性视神经炎后应尽快进行激素冲击治疗，并尽量避免冲击治疗的副作用。如激素冲击治疗无效，需进一步明确诊断并尽快转诊。

10.眼眶蜂窝织炎的常见症状　眼痛、眼红、眼睑和眼球肿胀突出、眼球转动受限。

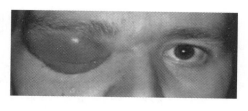

患者和家属：搞清楚外伤史和全身疾病史、测体温。

诊所和基层医院：全身和眼部应尽早和足量使用广谱或敏感抗生素，酌情使用激素。严重者可波及颅内的海绵窦，有生命危险，须尽快转诊。

需要强调的是,虽然本文根据本书作者的临床经验并参阅了大量的文献和教科书,但眼科急症比较复杂,不应完全按照本文内容断章取义、生搬硬套。一切须以救治医院的医嘱和救治措施为准,才能使眼科急症得到更有效和更及时的救治。

第七节　如何利用网上"就诊咨询"跟医生成为"熟人"?

一般情况下,大多数人去看病时可能都想"找熟人",看病找熟人主要有以下四大好处:一是可以找到合适的"好医生";二是在看病前、后的沟通比较方便;三是可以提高看病的效率;四是说不定可以省点钱。然而,医疗方面的"熟人"有时候不太容易找得到。

如今,很多"大医院"都开通了网上就诊咨询和预约挂号等功能。就像教师可以在网上教学一样,大部分医生都开通了"在线问诊"。有些医院还特意安排了线上门诊,各专科医生像正常上班一样在医院在线值守,而且有很多"在线问诊"可能是免费的。有些医院还实现了药品线下配送到家的功能。各级医院有很多医生也加入了各大在线诊疗平台。通过手机或电脑可以很方便地实现网上就诊、咨询、买药、挂号等功能,使得目前网上公共医疗资源空前强大。

那么,能不能充分利用网上"就诊咨询"功能让医生成为自己的"熟人"呢? 答案是可以的。接下来就以"看病找熟人的四大好处"为目的,来总结一下如何充分利用网上"就诊咨询"功能让医生成为自己的"熟人"。

1. 找到合适的"好医生"　术业有专攻,现代医学的专业分工越来越细,即使是同一个专科的医生也有不同的专业特长。在线诊疗平台上一般都有医生的个人简介和专业特长，如果你清楚自己的病情，应该找"合适"专业特长的医生，而不是找专业特长"不合适"的"大牌"医生。如果你不清楚自己的病情，那应该找"好医生"，也不一定非要找"大牌"医生。什么样的医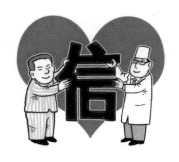生是"好医生"呢？在线诊疗平台上一般也都有医生的诊后评价功能，如果某位医生的诊后评价都很好的话，那么这位医生应该就是"好医生"了。

2. 在看病前、后的沟通比较方便　目前的主流在线诊疗平台基本都已规范化和合法化，各项诊疗功能也十分强大，可以很方便地实现在看病前、后与医生沟通的目的。需要强调的是，在网上就诊咨询与医生沟通时，对医生的态度要礼貌一些，这样做有两个好处：一是医生会更加耐心和负责；二是如果因病情而需要到医院"面诊"的话，医生一般都会适当地予以照顾。

3. 提高看病的效率　在线就诊咨询时，如果需要的话，应请医生告诉你怎么做才能提高看病的效率，医生一般都会耐心指导，毕竟提高看病效率也是医生所期望的。如果需要去医院看病的话，应尽量提前预约挂号。如果由于病人太多或时间来不及，实在是预约不上的话，在线就诊咨询的时候，可请求医生想办法给你"加号"或"照顾"，医生一般都会尽力想办法解决。

4. 说不定可以省点钱　以上3条都做到的话，你基本已经跟医生成为"熟人"了。网上就诊咨询时，医生会免费赠送你很多在线问诊的次数和机会。如果因病情而需要到医院"面诊"的话，在诊疗过程中医生可能会予以适当的"照顾"，应该可以省去部分费用的。

总之，网上"就诊咨询"必将成为看病的一个重要方式。充分利用网上"就诊咨询"，可以找到更合适的"好医生"，更有利于医患沟通,还可以进一步提高看病的效率和性价比。愿更多的医患之间能成为"熟人",愿更多的人平安健康。

第八节　狡猾的病毒会"潜伏",经常 熬夜和感冒的人要注意

病毒会"潜伏"? 这么狡猾? 是的,它就是眼科界大名鼎鼎的单纯疱疹(pào zhěn)病毒,可引起单纯疱疹病毒性角膜炎,本文简称单疱角膜炎。

角膜(就是人"黑眼珠"上的膜)共分5层,表层的角膜上皮最容易发炎,如果发炎很严重的话,病变就会向深层的角膜基质发展,就会形成角膜溃疡。单疱角膜炎形成的角膜溃疡是最常见的角膜溃疡,而且在角膜病中的致盲率占第一位。

为什么说它很狡猾呢?

狡猾第1招:会潜伏。

单纯疱疹病毒不能被完全杀灭,原发感染后可沿着神经纤维潜伏在眼球后面的三叉神经节内(三叉神经是支配面部皮肤及面部器官的神经),就像特务一样沿着暗道潜伏在密室里,而且会终生潜伏,几乎100%的三叉神经节内都有单纯疱疹病毒潜伏。当人体疲劳、精神压力大、感冒、眼部外伤等全身或眼部抵抗力下降的时候,病毒就可能会从潜伏的三叉神经节沿着神经纤维又来到角膜表面,引起单疱角膜炎复发感染。

狡猾第2招:早期不引起明显疼痛。

人眼的角膜非常敏感,眼里揉不得沙子,就是因为如果眼里有沙子就会刺激角膜,我们就会有很强烈的异物感和疼痛感。然而,

单疱角膜炎可使角膜敏感性下降,因此单疱角膜炎的早期症状轻微,常见的症状仅有畏光(怕光)、流泪(刺激性的流泪)等,可能会贻误就诊时机。

狡猾第3招:用药不当可加重病情。

单疱角膜炎需用抗病毒药物治疗,然而抗病毒药的药物毒性作用有时还可能会加重病情。如果患者自己乱用消炎药或医生用药的经验不够丰富,可能会使病情加重或难以控制。因此,如果确诊为单疱角膜炎,最好及时到省级的眼科医院就诊和治疗。

单疱角膜炎可分为上皮型、基质型和内皮型。上皮型单疱角膜炎,经过医学染色后会看到典型的树枝状角膜炎的表现。此外,还有点状、地图状、盘状、内皮炎等。

总之,单纯疱疹病毒很狡猾,每个人都可能会得单疱角膜炎,而且单疱角膜炎的早期症状又不明显和典型。因此,首先大家尽量不要经常熬夜和过度疲劳,经常熬夜和过度疲劳会使身体抵抗力下降,从而有可能复发单纯疱疹病毒的感染或引起单疱角膜炎的复发,如果你比较容易感冒的话就更要注意了;其次,虽然单纯疱疹病毒很狡猾,但再狡猾的病毒也逃不过高明医生的一双慧眼。身体抵抗力下降后,如果出现眼部怕光、流泪和眼红等刺激症状,不要自己随便买些"消炎"的眼药水滴眼,因为如果是单疱角膜炎,用药不当反而可能会使病情加重,最好及时到正规大医院的眼科或眼科医院就诊,以免贻误最佳的治疗时机。

需要强调的是,单疱角膜炎可反复发作,如果没有及早发现和正规治疗,炎症多次发作后可导致角膜混浊逐次加重,常最终导致失明,即使可行角膜移植手术,术后还有可能会复发,令患者很绝望、医生很无奈。让我们一起努力,来预防、及时发现和正规治疗单疱角膜炎。

第九节　盘点那些"相生相克"的眼病

"相生相克"本是我国古代关于五行(金、木、水、火、土)之间互相促进、互相排斥的观点,后用来泛指物体间相互依存、相互制约的关系。其实对于眼睛的某些疾病或眼部改变,也存在着这样的关系。"相生"意味着发病诱因或危险因素,"相克"意味着制约关系或保护因素,下面我们就来盘点一下这些关系。

一、"相生"的眼病——发病诱因或危险因素

1. 远视眼和弱视　经常会有家长问:医生,我孩子的眼睛到底是远视,还是弱视? 答案是:由远视引起的弱视。一般情况下,人生下来之后,12 岁之前,眼睛都是没有完全发育好的。在这个过程中,如果出现看远和看近都看不清的情况,就会影响眼睛的发育,可能就会引起弱视。看远和看近都看不清的主要原因是高度远视、高度近视和中高度的散光。尤其是高度远视,往往会引起比较严重的弱视。

2. 高度近视眼和视网膜变性、脉络膜萎缩　一般情况下,近视度数超过 600 度称为高度近视。而绝大多数近视是轴性近视,也就是因为眼球变长而引起的近视。轻度和中度轴性近视对眼睛的危害并不严重,但高度轴性近视对眼睛的危害就比较严重了。由于眼球过度变长变大,眼球壁就会变薄,继而就会出现视网膜的变性、脉络膜的萎缩(下图为严重的视网膜变性和脉络膜萎缩)。

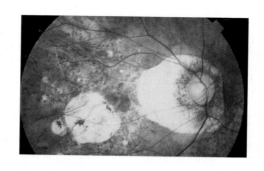

3. 远视眼和老视（老花眼）、青光眼　低度远视（不超过300度的远视）一般不影响眼睛的发育，而且感觉远视力很好。有些轻度远视的人因为年轻时远视力很好，常常引以为傲。然而，轻度远视也不能高兴的太早，因为远视出现老花眼的症状可能会比较早，一般到40岁可能就会出现老花眼的症状。而且相对于近视眼来说，远视眼患青光眼的概率也较大。

4. 白内障和青光眼　老年性白内障的膨胀期和过熟期都可能会诱发青光眼或产生继发性青光眼，需要注意。

二、"相克"的眼病——制约关系或保护因素

1. 远视眼和近视眼　正常情况下，大多数人婴幼儿时期的屈光状态应该是低度远视，随着眼球的发育和正视化的过程，远视度数一般会逐渐降低。如果近距离用眼过度或由于遗传等其他原因，眼球就会进一步变长变大，然后就会出现近视。低度远视和低度近视都对眼睛健康的影响都比较小，不必过分担心，但高度远视和高度近视对眼睛健康的影响还是比较大的，需要特别注意。

2. 近视眼和闭角型青光眼　一般情况下，近视眼的眼轴较长，而闭角型青光眼的眼球较短。因此近视眼发生闭角型青光眼的可能性较低。

3. 近视眼和糖尿病性视网膜病变　医学研究表明，近视眼是糖

尿病性视网膜病变的保护因素,近视程度与糖尿病性视网膜病变呈负相关,也就是说近视眼患严重糖尿病性视网膜病变的概率更低。

4. 近视眼、逆规则散光眼和老花眼(老视)　很多人认为,近视眼不会老花,认为近视眼是"老花眼"的克星。虽然眼科医生会告诉你,认为"近视眼不会老花"是不对的,但你非要这么认为,也不能算错。此外,低度的逆规则散光对看近处时的视力也有帮助。

5. 白内障和视网膜黄斑病变　白内障可阻挡进入眼内的光线,对成年人视网膜的黄斑这个部位应该是有保护作用的。然而,白内障阻挡光线进入眼内会造成眼睛看不清,视网膜的黄斑这个部位如果有病变也会造成眼睛看不清,因此白内障造成的看不清可能会耽误视网膜黄斑病变的诊断和治疗。

总之,相生之间是发病诱因或危险因素,相克之间是制约关系或保护因素。任何眼病都要尽量早发现早治疗。最近几年全国爱眼日的主题均与"关注普遍的眼健康"有关,因此定期进行眼科体检很重要。

第十节　看眼睛可以推断全身病,这么神奇吗?

看手相算命肯定是忽悠人的,如果非要和科学扯上点关系,那应该是心理学。然而,有经验的眼科医生通过对眼部的检查,可推断出是否患有全身性疾病,这是科学,医学上称"全身疾病的眼部表现"。

首先给大家罗列一些较常见的可有眼部表现的全身疾病:糖尿病、高血压、动脉硬化、肾脏疾病、妊娠高血压综合征、早产儿、颅内肿瘤、颅脑外伤、肝豆状核变性、风湿免疫病、甲状腺功能亢进症、感染性心内膜炎、贫血、白血病、结核病、维生素缺乏、胸腹急性挤压伤、脑炎、脑梗死、脑出血、癔症、梅毒、淋病、艾滋病等。本文挑几个最常见或比较典型的进行讲解。

1. 糖尿病　糖尿病可引起很多眼部并发症,其中最严重的是糖尿病视网膜(视网膜俗称眼底)病变,简称"糖网",糖网是 50 岁以上人群主要的致盲性眼病之一。糖尿病的病程越长,发病率越高,10% 的糖尿病患者在发病 10 年内会出现糖网。如果 30 岁以前确诊为糖尿病,10 年后一半的患者会有糖网,得糖尿病 30 年之后 90% 都会有糖网。血糖控制好的比控制不好的,发生糖网的时间要晚一些。更重要的是,医生还可根据糖网的情况来判断全身小血管病变的程度。下面的图片是正常视网膜和轻、中、重度的糖网。

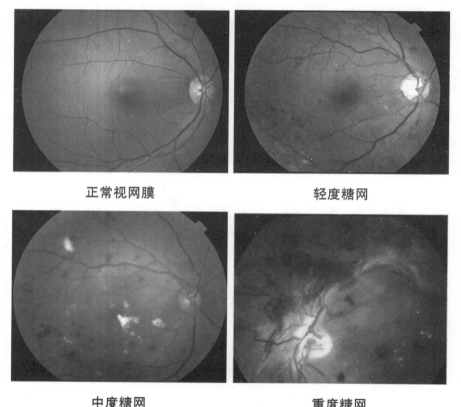

正常视网膜　　　　　　　　　　　轻度糖网

中度糖网　　　　　　　　　　　重度糖网

2. 高血压、动脉硬化、肾脏疾病、妊娠高血压综合征　这几个病引起的眼底变都与高血压有密切的关系。眼底病变与年龄、血压升高的程度、病程的长短有关。年龄越大、病程越长、眼底病变的发生率越高。下面的图片是高血压相关眼底火焰状出血,有这种眼底病变的患者大多有高血压。

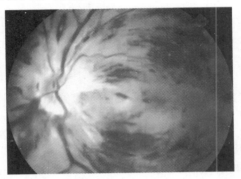

高血压相关眼底火焰状出血

3.早产儿　随着高龄产妇的增多,早产儿的发病率也呈上升趋势。孕期 34 周(8 个月)以下、出生体重小于 1500 克(3 斤)、出生后有吸氧史的患儿,约三分之二会发生早产儿视网膜病变,是小儿致盲的主要原因之一。早期发现和治疗(抗新生血管药物眼内注射)早产儿视网膜病变可阻止病变的发展,明显降低致盲率。下图为较严重的早产儿视网膜病变。

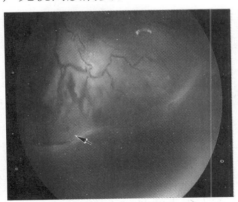

严重的早产儿视网膜病变

4.颅内肿瘤　颅内(就是脑袋里)的肿瘤可引起很多眼底和视

野(视野就是直视正前方时双眼余光所看到的范围)的改变,其中颅内的垂体瘤可压迫视交叉神经,引起典型的双眼视野颞侧偏盲,也就是说,在双眼看正前方的时候,两侧的东西看不清,在开车的时候感觉尤为明显。作者的一位朋友,脑垂体长了一个很小的瘤子,除了头痛头晕症状外,就是感觉开车的时候两侧的东西看不清,做了手术把瘤子拿掉之后,双眼视野颞侧偏盲的症状就消失了。下图就是垂体瘤引起的典型的双眼颞侧(外侧)视野偏盲(黑色部分)。

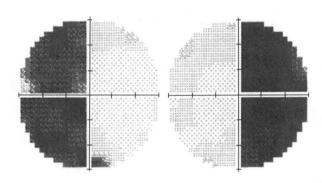

双眼颞侧视野偏盲

5. 颅脑外伤　颅脑外伤也可引起很多眼部异常,比较典型的是硬脑膜外血肿引起的瞳孔僵直性开大和颅底骨折引起的"熊猫眼"征(双侧眼睑、结膜和眼眶皮下淤血)。有经验的医生,根据颅脑外伤(尤其是处于昏迷状态)患者的瞳孔情况,可判断疾病的凶险程度,从而及时挽救患者的生命。有头部外伤史和"熊猫眼"征的患者大多有颅底骨折,需要谨慎对待。

6. 肝豆状核变性　由于体内铜代谢障碍,可引起脑内的基底节、肝脏和肾脏损害,称为肝豆状核变性,可在角膜上形成典型的色素环,色素环呈棕黄色或略带绿色,医学上称 K-F 环。

7. 风湿免疫病　很多风湿免疫病,比如强直性脊柱炎和类风湿等,大多会引起眼的葡萄膜炎(包括虹膜炎睫状体炎和脉络膜炎）。葡萄膜炎多表现为劳累后或不明原因的眼痛、眼红、怕光和视物模糊,但眼部的分泌物并不多。葡萄膜炎可引起眼内组织的严重损害和粘连,瞳孔与晶状体的后粘连可形成典型的"梅花"瞳。

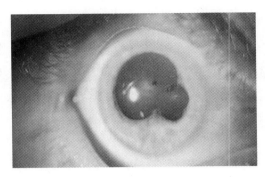

"梅花"瞳

8.甲状腺功能亢进症　甲状腺功能亢进症可引起甲状腺相关眼病,典型的眼部表现是突眼,就是看起来双眼瞪得很大,像随时要吵架一样。由于画面看着不舒服,就不给大家看图片了。

总之,眼与全身性疾病的关系十分密切,充分认识眼与全身疾病之间的关系,才能进一步提高对疾病的诊疗水平。通过对眼部的检查有助于全身疾病的早期诊断、治疗和调整用药。

第十一节　莫让眼病趁"季"而入:人生四季在一年四季易患的眼病

在中国,一年四季气候分明的地区主要分布在华北和黄河中下游,气候特点可总结为春风、夏暑、秋燥、冬寒。人的一生按年龄段也可分为少年、青年、中年和老年四季。巧合的是,人生四季在一年四季均有易患的代表性眼病,其可总结为少年春风易过敏、青年夏暑易感染、中年秋燥易眼干、老年冬寒易缺血。

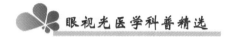

一、少年春风易过敏：代表眼病为过敏性结膜炎

典型的 3 个表现：眼痒眼红、异物感、结膜囊分泌物增多。儿童患者可表现为揉眼或频繁眨眼。防治的 4 种方法：多洗眼、少揉眼、滴抗过敏的眼药、脱离过敏原。避免 5 个误认为：多动症、沙眼、干眼症、细菌性结膜炎、只有春季多发。更详细内容请参阅本书中题目为"你的眼睛过敏了吗?"的章节。

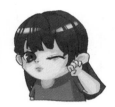

二、青年夏暑易感染：代表眼病为睑腺炎

睑腺炎(麦粒肿)分为外睑腺炎和内睑腺炎，外睑腺炎是眼睑毛囊的皮脂腺或汗腺感染，内睑腺炎是睑板腺感染。引起睑腺炎的原因很多，主要是由于不注意眼睑部的卫生和清洁，青年人眼睑的腺体分泌比较旺盛而堵塞了腺体的开口，尤其是在熬夜和全身抵抗力下降时，就容易得睑腺炎。防治方法为：早发现，快消炎，必要时测眼压，能快速治愈睑腺炎。更详细内容请参阅本书中题目为"快速搞定'麦粒肿'，别再等它自己'熟'啦"的章节。

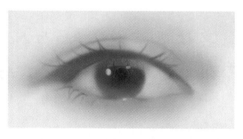

三、中年秋燥易眼干：代表性眼病是"干眼"

眼科的"干眼"又分为干眼症和干眼病。干眼症是指有干眼的症状，但无眼表损害的体征，没有引起干眼的局部和全身性原因。可以理解为轻度的干眼。干眼病是指不仅有干眼的症状，还有眼表损害的体征,而且有引起干眼的局部和全身性原因。可以理解为中度或重度的干眼。

干眼的症状,也就是眼部不适,有很多种。最常见的症状是眼睛的干涩感、异物感,异物感就是总感觉眼睛里面有东西,但不管是自己找还是到医院给医生检查都没有发现异物,还有就是疲劳感,其他症状还有频繁眨眼、眼烧灼感、眼胀痛、畏光、眼红和流泪等。这些症状比较严重的话会影响工作和学习,有时还会影响心情,使人的心情很烦躁。

如果出现干眼症状,可以使用滋润眼睛的人工泪液。人工泪液是治疗干眼的最常用药物。它的成分构成与天然泪液很相似,能够增加眼表面的湿润度。最好到医院请医生根据你的情况开合适的人工泪液,并指导你如何滴用。

四、老年冬寒易缺血:代表性眼病是眼底血管的阻塞 和视神经的缺血

老年人(尤其是伴有糖尿病和高血压的老年人)在冬季天气比较寒冷的情况下,容易引起眼底视网膜血管的阻塞和视神经的缺血,情况严重时可导致失明。眼底视网膜血管的阻塞和视神经的缺血,早期没有明显感觉,不痛不痒,而且早期大多也没有明显的视力下降。一旦出现明显的视力下降,治疗起来会很麻烦,有时治疗效果也不好。因此,建议老年人每年冬天应到医院查眼底,可早发现早治疗。

总之,了解人生四季在一年四季易患的代表性眼病,可采取相应的预防和治疗措施,莫让眼病趁"季"而入。

参考文献

［1］REINSTEIN D Z. The time has come for refractive surgery to be included in the fight against global visual impairment due to uncorrected refractive error［J］. J Refract Surg,2022,38(1):6-8.

［2］吕帆,陈绮.中国近视眼的研究进展［J］.中华眼科杂志,2019,55(2):153-160.

［3］瞿佳,吕帆,徐良德.切实做好儿童青少年近视眼防控工作［J］.中华眼科杂志,2019,55(2):81-85.

［4］中华医学会眼科学分会斜视与小儿眼科学组.弱视诊断专家共识(2011年)［J］.中华眼科杂志,2011,47(8):768.

［5］中华医学会眼科学分会斜视与小儿眼科学组,中国医师协会眼科医师分会斜视与小儿眼科学组.中国儿童弱视防治专家共识(2021年)［J］.中华眼科杂志,2021,57(5):336-340.

［6］中华医学会眼科学分会眼视光学组.重视高度近视防控的专家共识(2017)［J］.中华眼视光学与视觉科学杂志,2017,19(7):385-389.

［7］中华医学会眼科学分会眼视光学组,中国医师协会眼科医师分会眼视光专业委员会.低浓度阿托品滴眼液在儿童青少年近视防控中的应用专家共识(2022)［J］.中华眼视光学与视觉科学杂志,2022,24(6):401-409.

［8］李梦涵,陈秋莹,樊莹,等.病理性近视眼底病变临床分型的研究进展［J］.中华眼底病杂志,2022,38(9):775-778.

［9］中华医学会眼科学分会角膜病学组.激光角膜屈光手术临床诊疗专家共识(2015年)［J］.中华眼科杂志,2015,51(4):249-254.

［10］中华医学会眼科学分会眼视光学组.中国有晶状体眼后房型人工晶状体植入术专家共识(2019年)［J］.中华眼科杂志,2019,55(9):652-657.

［11］张丰菊,孙明甡.关注年龄相关因素对屈光手术选择及患者满意度的影响［J］.中华眼科杂志,2022,58(4):245-249.

［12］陈跃国,刘嫣.高度重视屈光手术的个性化选择与视觉质量评价［J］.中华眼科杂志,2022,58(4):241-244.

［13］中国微循环委员会眼微循环屈光专业委员会.中国激光角膜屈光手术围手术期用药专家共识(2019年)［J］.中华眼科杂志,2019,55(12):896-903.

［14］中华医学会眼科学分会角膜病学组.我国过敏性结膜炎诊断和治疗专家共识(2018年)［J］.中华眼科杂志,2018,54(6):409-414.

［15］中华医学会眼科学分会斜视与小儿眼科学组.中国儿童睫状肌麻痹验光及安全用药专家共识(2019年)［J］.中华眼科杂志,2019,55(1):7-12.

［16］中国医师协会眼科医师分会屈光手术学组.中国伴年龄相关性调节不足屈光不正患者激光角膜屈光手术专家共识(2021年)［J］.中华眼科杂志,2021,57(9):651-657.

［17］亚洲干眼协会中国分会,海峡两岸医药卫生交流协会眼科学专业委员会眼表与泪液病学组,中国医师协会眼科医师分会眼表与干眼学组.中国干眼专家共识:治疗(2020年)［J］.中华眼科杂志,2020,56(12):907-913.

［18］亚洲干眼协会中国分会,海峡两岸医药卫生交流协会眼科学专业委员会眼表与泪液病学组,中国医师协会眼科医师分会

眼表与干眼学组.中国干眼专家共识:检查和诊断(2020
年)[J].中华眼科杂志,2020,56(10):741-747.

[19]亚洲干眼协会中国分会,海峡两岸医药卫生交流协会眼科学
专业委员会眼表与泪液病学组,中国医师协会眼科医师分会
眼表与干眼学组.中国干眼专家共识:定义和分类(2020
年)[J].中华眼科杂志,2020,56(6):418-422.

[20]亚洲干眼协会中国分会,海峡两岸医药交流协会眼科专业委
员会眼表与泪液病学组.我国蠕形螨睑缘炎诊断和治疗专家
共识(2018年)[J].中华眼科杂志,2018,54(7):491-495.

[21]亚洲干眼协会中国分会,海峡两岸医药交流协会眼科专业委
员会眼表与泪液病学组.我国睑板腺功能障碍诊断与治疗专
家共识(2017年)[J].中华眼科杂志,2017,53(9):657-661.

[22]刘祖国,王华.关注干眼慢性疾病管理体系的建设[J].中华眼
科杂志,2018,54(2):81-83.

[23]中华医学会眼科学分会眼视光学组.我国飞秒激光小切口角
膜基质透镜取出手术规范专家共识(2016年)[J].中华眼科
杂志,2016,52(1):15-21.

[24]中华医学会眼科学分会白内障与人工晶状体学组.我国散光
矫正型人工晶状体临床应用专家共识(2017年)[J].中华眼
科杂志,2017,53(1):7-10.

[25]王树林,庞辰久,张波,等.矢量分析法比较FS-LASIK矫正混
合散光和远视散光的精准性和稳定性[J].中华眼视光学与视
觉科学杂志,2022,24(6):416-422.

[26]中华医学会眼科学分会眼底病学组.中国早产儿视网膜病变筛
查指南(2014年)[J].中华眼科杂志,2014,50(12):933-935.

[27]SCHEIN Y,YU Y,YING G S,et al. Emmetropization during early
childhood[J]. Ophthalmology,2022,129(4):461-463.

后记

如何形成医学科普、临床工作
和科研论文之间的良性循环？

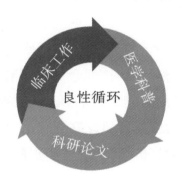

一、医学科普的内容是什么？

1．点　患者最迷惑或需要反复解释的问题。

2．线　同一类疾病的医学知识和诊疗思路。

3．网　总结临床经验和解决方案，将临床工作中的所有问题"一网打尽"。

二、在临床工作方面，医学科普能做什么？

1．发现和解决临床工作中的问题。

2．总结临床工作中的经验和思路。

3．增加患者的满意度和扩大医务工作者的知名度。

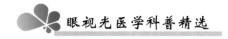
三、在科研论文方面,医学科普能做什么?

1. 发现临床工作中的科研论文灵感。

2. 总结科研论文的具体方法和结果。

3. 思考科研论文需讨论的内容和如何写。

四、科研论文与临床工作的关系是什么?

1. 使临床工作更科学和更高效。

2. 使临床诊断更准确,尽量杜绝误诊。

3. 使临床治疗更有效,尽量杜绝误治。

总之,形成临床工作、医学科普和科研论文的良性循环后,在临床工作中进行诊断和治疗时,就会更有理有据;给患者解释病情和诊疗方案时,就能思路清晰、语言流畅;发现复杂的诊断和治疗需要用数据来总结时,就是科研论文写作的开始;科研论文的写作过程,可加深对疑难杂症的认知,进一步提高诊疗水平。